言

中医药是中华文明的瑰宝，至今已拥有数千年的悠久历史，其中蕴含着丰富的健康养生智慧。自古以来，无数中医药学家在中华大地上进行探索与实践，为人类健康作出了卓越贡献。明代医药学家李时珍被誉为“药圣”，他倾注毕生心血著成的《本草纲目》，凝聚了深厚的医药学理论与中华智慧。《本草纲目》一书帮助人们治愈了无数疾病，让一味味药材散发出独特的草本清香与魅力，引领人们走向健康。

本书总结了药圣李时珍的经典妙方，旨在传承并发扬李时珍的独家学问与精神。深厚的历史底蕴赋予了药方生命，使其在现代社会焕发出新的活力，深受广大读者的喜爱与推崇。通过本书，读者能够领略到中医药学的博大精深，并感受其独特的魅力与价值。

目录

Contents

第一章

李时珍简介

第二章

内科病妙方

第三章

外科病妙方

本草养元

李时珍妙方

药圣济世良方传　百病妙法惠万家

李淳◎编

本草

国文出版社

·北京·

图书在版编目（CIP）数据

李时珍妙方 / 李淳编． -- 北京 ：国文出版社，2025． -- ISBN 978-7-5125-1982-4

Ⅰ． R289.348

中国国家版本馆 CIP 数据核字第 2025PT1462 号

李时珍妙方

编　　者	李　淳		
责任编辑	侯娟雅		
责任校对	李立强		
出版发行	国文出版社		
经　　销	全国新华书店		
印　　刷	三河市兴达印务有限公司		
开　　本	787毫米×1092毫米	32开	
	2.5印张	49千字	
版　　次	2025年6月第1版		
	2025年6月第1次印刷		
书　　号	ISBN 978-7-5125-1982-4		
定　　价	29.80元		

国文出版社

北京市朝阳区东土城路乙 9 号　　邮编：100013

总编室：（010）64270995　　传真：（010）64270995

销售热线：（010）64271187

传真：（010）64271187-800

E-mail：icpc@95777.sina.net

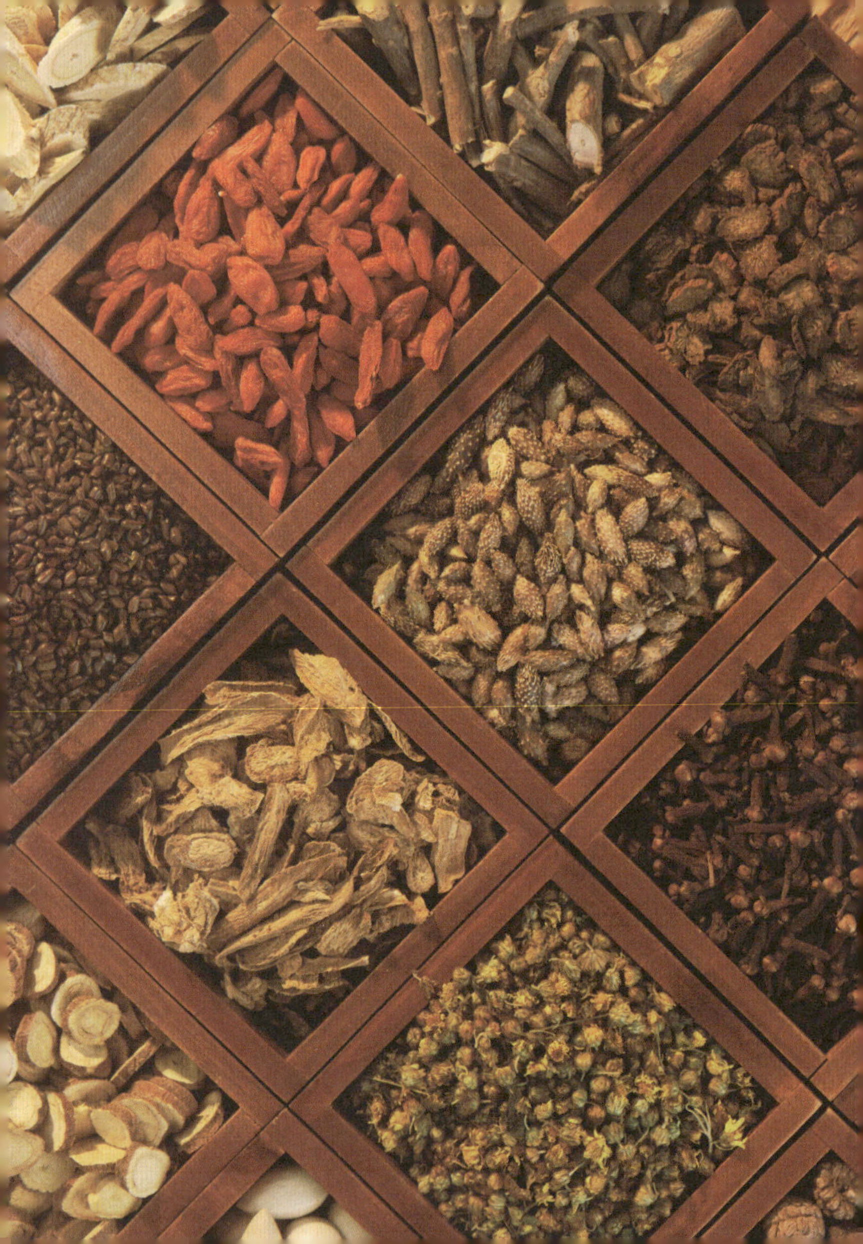

第一章

李时珍简介

李时珍（1518—1593），字东璧，号濒湖山人，明代蕲州（今湖北省蕲春县）人。他出身于行医世家，父亲李言闻是当地颇有名气的医师。李时珍极具文学天赋，擅长用药材名称对对联，还常与兄弟比试医术。9岁那年，他进入私塾学习八股文，最终在科举考试中一举考中秀才。然而，后来乡试的失利与重病缠身，使他不得不弃文从医。

投身医学的李时珍依然勤学好问，对待学问一丝不苟。他跟着父亲学习医学知识，历经数年开始行医。他医术高明，广受患者喜爱。

数十载的行医生涯中，李时珍阅读了大量古籍医书。医书中存在的错误与不够全面的药方，使他萌生了重新编著本草书籍的想法。1552年，李时珍以《证类本草》为蓝本，通过实地考察和不断潜心研究，克服重重困难，坚定追求医学之路，最终在1578年完成了惊世骇俗的医学著作《本草纲目》。

第二章

内科病妙方

伤风感冒

伤风感冒是人体常见的病症，通常由风寒或风热所引起，主要症状包括流涕、咳嗽、头痛、发热等。伤风感冒在一年四季中都极易感染。

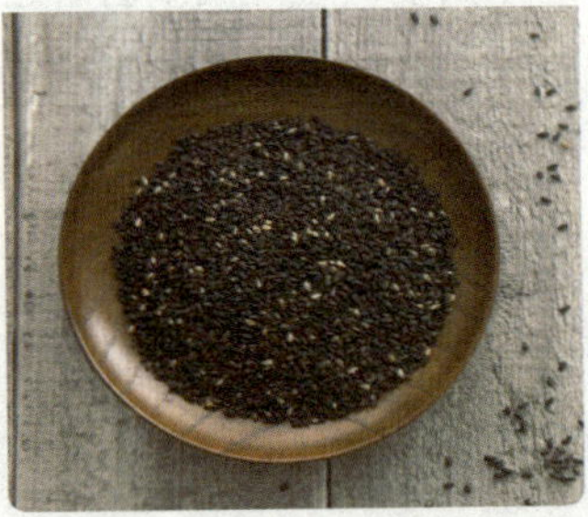

初感风寒

【方】初感风寒，头痛憎寒者。用水七碗，烧锅令赤，投水于内，取起再烧再投，如此七次，名沸汤，乘热饮一碗，以衣被覆头取汗，神效。（卷五·热汤条）

偶感风寒

【方】芝麻炒焦，乘热擂酒饮之，暖卧取微汗出，良。（卷二十二·胡麻条）

感冒风寒

【方】感冒风寒初起。即用葱白一握，淡豆豉半合（一合约为现在的0.1公斤），泡汤服之，取汗。（卷二十六·葱条）

风寒头痛

【方】伤风伤寒，头痛发热，初觉者。马蹄香为末，每服一钱，热酒调下，少顷饮热茶一碗，催之出汗即愈。名香汗散。（卷十三·杜衡条）

感寒无汗

【方】水调芥子末填脐内，以热物隔衣熨之，取汗出妙。（卷二十六·芥条）

风寒无汗

【方】风寒无汗，发热头痛。核桃肉、葱白、细茶、

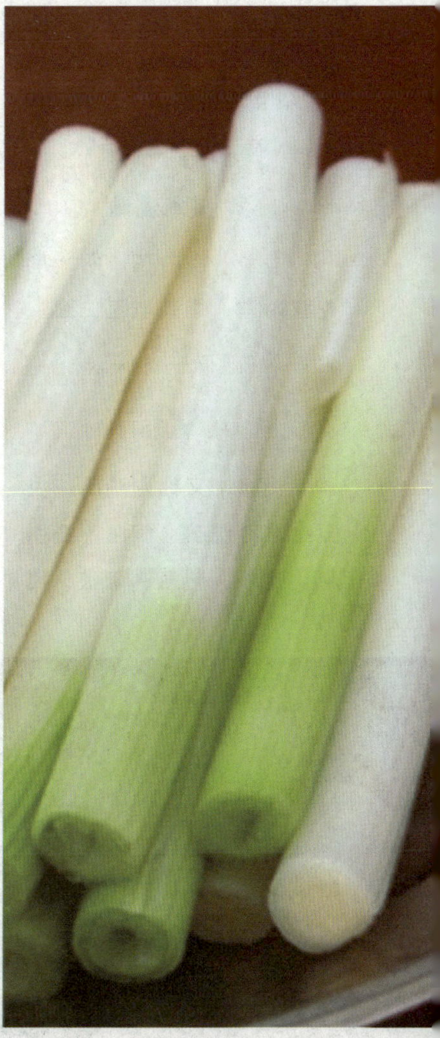

生姜等分，捣烂，水一钟（约为现在的300~400毫升），煎七分，热服。覆衣取汗。（卷三十·胡桃条）

风寒流涕

【方】香白芷一两，荆芥穗为末，蜡茶点服二钱。（卷十四·白芷条）

头痛

头痛，又称为头风，主要由寒冷侵袭、气血不通引起。此外，疲惫、紧张、用脑过度，以及高血压等疾病也易引发头痛。

时疾头痛

【方】时疾头痛，发热者。以连根葱白二十根，和米煮粥，入醋少许，热食取汗即解。（卷二十六·葱条）

时气头痛

【方1】朴消末二两，生油调涂顶上。（卷十一·朴消条）

【方2】时气，头痛壮

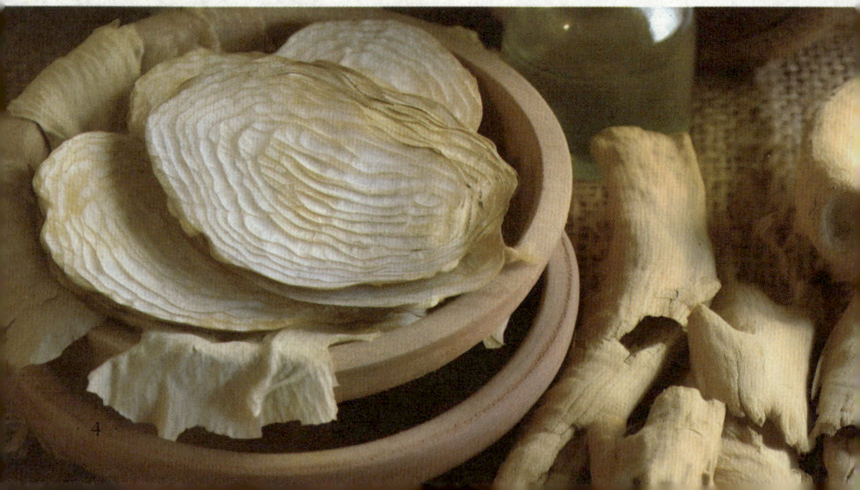

热。生葛根洗净，捣汁一大盏，豉一合，煎六分，去滓分服，汗出即瘥。未汗再服。若心热，加栀子仁十枚。（卷十八·葛条）

卒然头痛

【方】白僵蚕末（去丝）。每用熟水下二钱，立瘥。（卷三十九·蚕条）

卒病头痛

【方】皂角末吹鼻取嚏。（卷三十五·皂角条）

诸风头痛

【方】和州藜芦一茎晒干研末，入麝香少许，吹鼻。又方，通顶散：藜芦半两，黄连三分，嗃鼻。（卷十七·藜芦条）

八种头风

【方】蓖麻子、刚子各

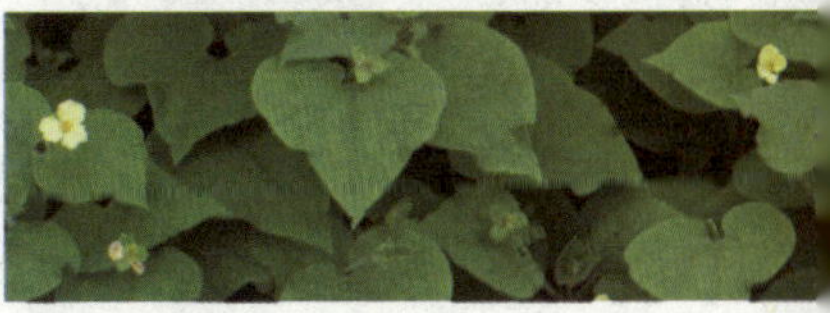

四十九粒去壳，川芎一大块，捣如泥，糊丸弹子大，线穿挂风处阴干。用时先将好末茶调成膏子涂盏内，后将炭火烧前药烟起，以盏覆之。待烟尽，以百沸葱汤点盏内茶药服之。后以绵被裹头卧，汗出避风。（卷十七·蓖麻条）

年久头痛

【方】川乌头、天南星等分，为末。葱汁调涂太阳穴。（卷十七·附子条）

头痛不止

【方】杨梅为末，以少许嗃鼻取嚏妙。（卷三十·杨梅条）

头痛欲死

【方】消石末吹鼻内，即愈。（卷十一·消石条）

头痛欲裂

【方】当归二两，酒一升（约为现在的200毫升），煮取六合，饮之，日再服。（卷十四·当归条）

头风斧劈

【方】头风斧劈难忍。川乌头末烧烟熏碗内，温茶泡服之。（卷十七·附子条）

头风掣痛

【方1】头风掣痛，不可禁者，摩膏主之。取牛蒡茎叶，捣取浓汁二升，无灰酒一升，盐花一匙头，糠火煎稠成膏，以摩痛处，风毒自散。摩时须极力令热，乃效。冬月作根。（卷十五·恶实条）

【方2】湖南押衙颜思退传方：用蜡二斤、盐半斤相和，于罗中熔令相入，捏作一兜鍪，势可合脑大小，搭头至额，其痛立止也。（卷三十九·蜜蜡条）

头风头痛

【方1】用腊月乌头一升，炒令黄，末之，以绢袋盛，浸三斗酒中，逐日温服。（卷十七·附子条）

【方2】用附子炮、石膏煅等分为末，入脑、麝少许。每服半钱，茶酒任下。（卷十七·附子条）

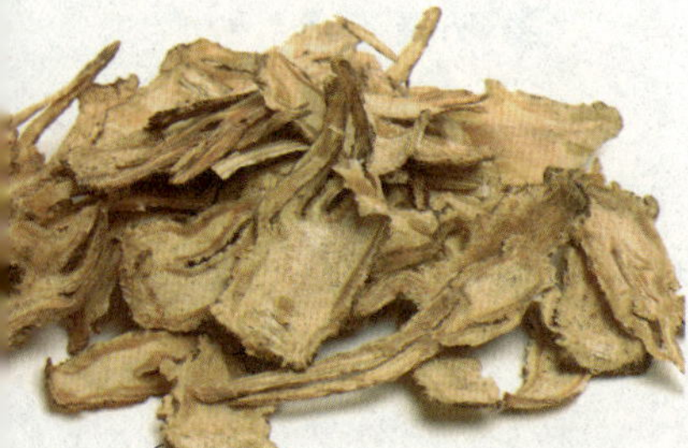

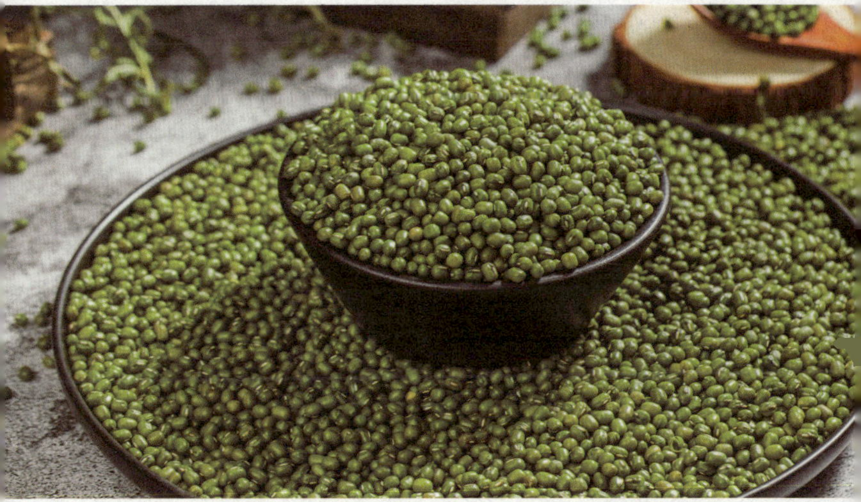

【方3】用附子一枚生，去皮脐，绿豆一合，同一铫子内煮，豆熟为度，去附子，食绿豆，立瘥。每个可煮五次，后为末服之。（卷十七·附子条）

【方4】豆淋酒，密封七日，温服。（卷二十四·大豆条）

【方5】荆沥，日日服之。（卷三十六·牡荆条）

头风疼痛

【方1】葶苈子为末，以汤淋汁沐头，三四度即愈。（卷十六·葶苈条）

【方2】豉汤洗头，避风取瘥。（卷二十五·大豆豉条）

【方3】倒钩棘针四十九个（烧存性），丁香一个，麝香一皂子（约2克），为末。随左右㗜鼻。（卷三十

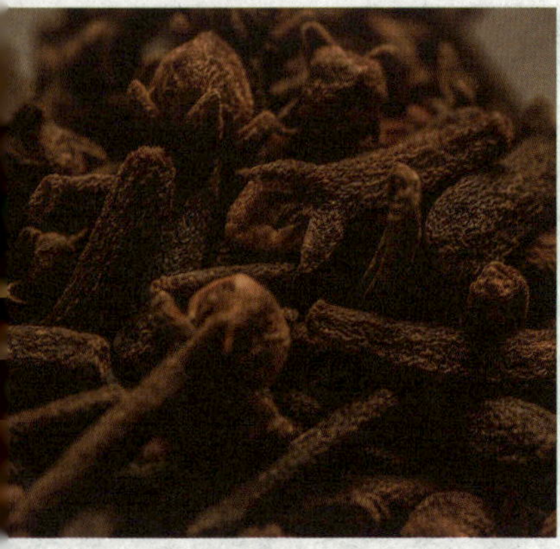

六·白棘条）

【方4】蚱蝉二枚生研，入乳香、朱砂各半分，丸小豆大。生用一丸，随左右纳鼻中，出黄水为效。（卷四十一·蚱蝉条）

【方5】龙珠丸：用五月五日取蚯蚓，和脑、麝杵，丸麻子大。每以一丸纳鼻中，随左右。先涂姜汁在鼻，立愈。（卷四十二·蚯蚓条）

头痛头风

【方】如神丹，光明硫黄、消石各一两，细研，水丸芡子大。空心嚼一丸，茶下。（卷十一·石硫黄条）

头风作痛

【方1】蒴根二升，酒二升，煮服，汗出止。（卷十六·蒴条）

【方2】芸薹子即油菜子一分，大黄二分，为末。鼻。（卷二十六·芸薹条）

【方3】杨梅为末，每食后薄荷茶服二钱。或以消风散同煎服。或同捣末，以白梅肉，和丸弹子大，每食后葱茶嚼下一丸。（卷三十·杨梅条）

【方4】茱萸煎浓汤，以绵染，频拭发根，良。（卷三十二·吴茱萸条）

【方5】蔓荆子一升为末，绢袋盛，浸一斗酒中七日，温饮三合，日三次。（卷三十六·蔓荆条）

支气管炎

在呼吸系统疾病中，支气管炎是一种常见病症，其主要症状为咳嗽，常伴有头痛、全身酸痛和呼吸困难等。

卒嗽不止

【方】用白蚬壳捣为细末。以熟米饮调，每服一钱，日三服，甚效。（卷四十六·蚬条）

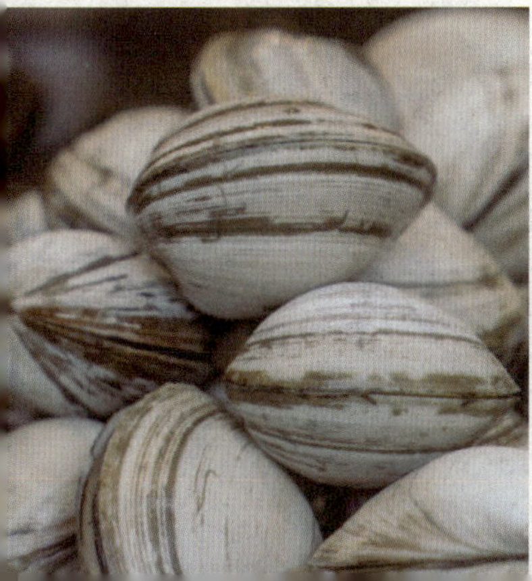

卒嗽有痰

【方】芫花一两，炒，水煮四沸，去渣，白糖入半斤。每服枣许。勿食酸咸物。（卷十七·芫花条）

卒然咳嗽

【方1】釜月土一分，豉七分，捣丸梧桐子大。每饮下四十丸。（卷七·伏龙肝条）

【方2】炉中铅屑、桂心、皂荚等分，为末，蜜丸如梧子大。每饮下十五丸。忌葱。（卷八·铅条）

哮喘

哮喘是一种由外界刺激引发的气管支气管疾病，通常表现为支气管平滑肌痉挛，进而导致支气管管腔狭窄。

老人喘嗽

【方】老人喘嗽气促，睡卧不得，服此立定。胡桃肉去皮、杏仁去皮尖、生姜各一两，研膏，入炼蜜少许和，丸弹子大，每卧时嚼一丸，姜汤下。（卷三十·胡桃条）

高年气喘

【方】萝卜子炒，研末，蜜丸梧子大。每服五十丸，白萝卜汤。（卷二十六·莱菔条）

远年肺气

【方】猪胰一具（去脂细切），腻粉一两，瓷瓶固济，上留小窍，煅烟尽为末。每服二钱，空心浆水下。（卷五十·豕条）

久咳喘急

【方】猪蹄甲四十九枚，以瓶子盛之，上以天南星（一枚大者）锉匀盖之，盐泥固济，煅烟出为度，取出，入款冬花末半两、麝香一分、龙脑少许，研匀。每

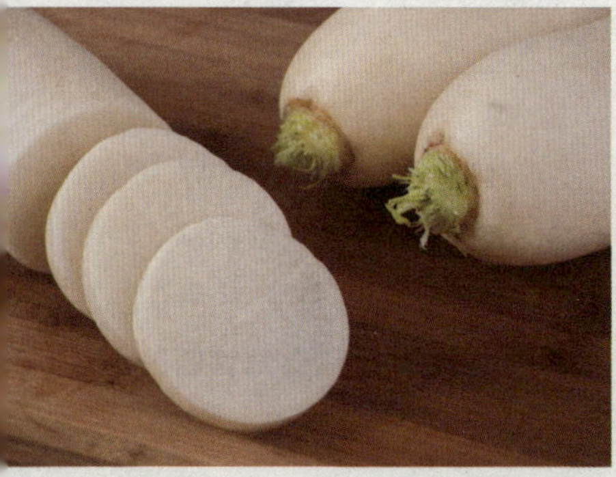

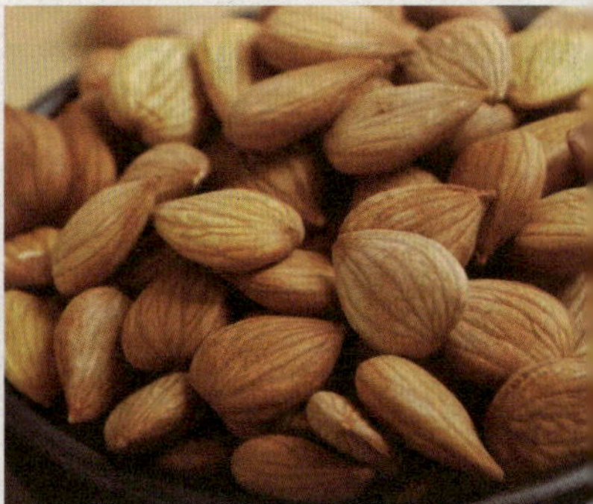

服一钱，食后煎桑根白皮汤下。名黑金散。（卷五十·豕条）

久嗽痰喘

【方】萝卜子炒，杏仁去皮尖炒，等分，蒸饼丸麻子大，每服三五丸，时时津咽。（卷二十六·莱菔条）

呕吐

呕吐，即胃部和小肠内容物通过食管反流出口腔，主要症状包括心跳加快、出汗、腹部不适等。呕吐的主要原因是胃部受凉、胃热等，需及时就医。

呕吐不止

【方】生姜一两，醋浆七合，银器煎取四合，连滓呷之。又杀腹内长虫。（卷二十六·生姜条）

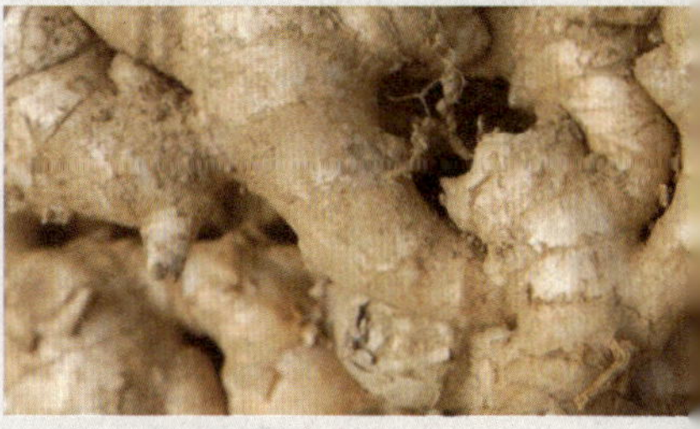

哕呕不止

【方】石莲肉六枚，炒赤黄色，研末。冷熟水半盏和服，便止。（卷三十三·莲藕条）

呕逆不止

【方1】麻仁三合杵熬，水研取汁，着少盐，吃立效。李谏议常用，极妙。（卷二十二·大麻条）

【方2】烧酒一杯，新汲井水一杯，和服甚妙。（卷二十五·烧酒条）

诸般吐逆

【方】阴阳丸，用硫黄

半两，水银一钱，研黑，姜汁糊丸小豆大。三岁三丸，冷水下；大人三四十丸。（卷九·灵砂条）

吐逆不止

【方1】碧霞丹，用北黄丹四两，米醋半升，煎干，炭火三秤，就铫内煅红，冷定为末，粟米饭丸梧子大。每服七丸，醋汤下。（卷八·铅条）

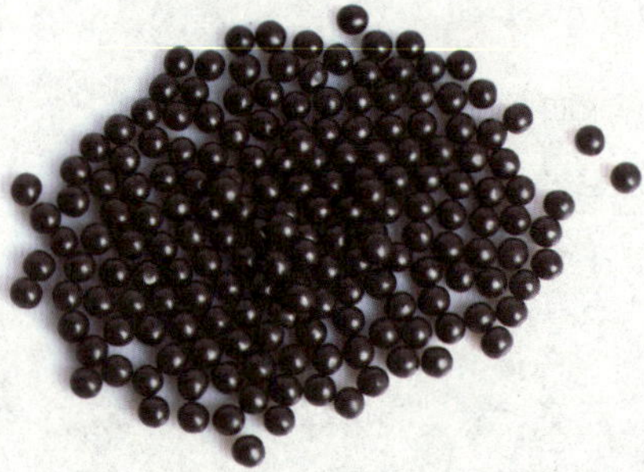

【方2】吐逆不止，不拘男女，连日粥饮汤药不能下者，即效。五灵脂治净为末，狗胆汁和，丸芡子大。每服一丸，煎生姜酒磨化，猛口热吞，不得漱口，急将温粥少许压之。（卷四十八·寒号虫条）

呕哕不止

【方1】呕哕不止，厥逆者。芦根三斤切，水煮浓汁，频饮二升。必效方：若以童子小便煮服，不过三服愈。（卷十五·芦条）

【方2】醋和面作弹丸二三十枚，以沸汤煮熟，漉出投浆水中，待温吞三两枚。哕定，即不用再吞，未定，至晚再吞。（卷二十二·小麦条）

哕呕欲死

【方】半夏生姜汤主之。半夏泡七次，一升，

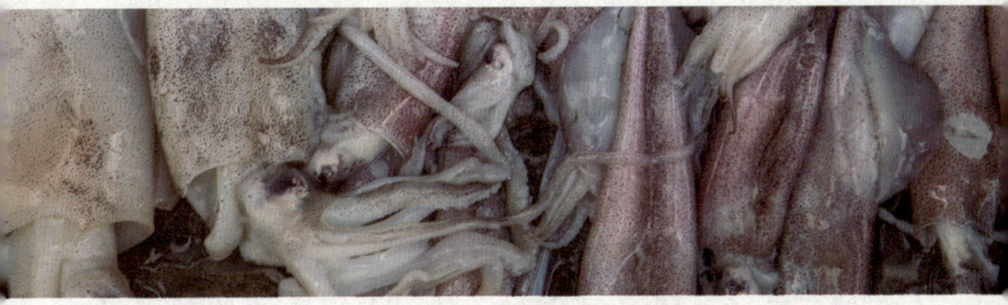

生姜半升，水七升，煮一升五合，分服。（卷十七·半夏条）

吐血

吐血又称呕血，其主要病因有胃部和十二指肠溃疡、肝硬化等。呕血可由胃癌、食管等疾病引起。饮食不当、肝火亢盛、脾气虚弱等也均为呕血的诱因。

卒然吐血

【方1】乌贼骨末，米饮服二钱。（卷四十四·乌贼鱼条）

【方2】槲叶为末，每服二钱，水一盏，煎七分，和滓服。（卷三十·槲实条）

男妇吐血

【方】男妇吐血后，胸膈虚热。阴地厥、紫河车、贯众、甘草各半两。每服三钱，水煎服。（卷十五·阴地厥条）

吐血不止

【方1】石榴根下地龙粪研末，新汲水服三钱。（卷七·蚯蚓泥条）

【方2】上色白瓷器末二钱，皂荚子仁煎汤下。连服三服，即愈。（卷七·白瓷

器条）

【方3】金墨磨汁，同莱菔汁饮。或生地黄汁亦可。（卷七·墨条）

【方4】紫参、人参、阿胶炒等分，为末，乌梅汤服一钱。一方去人参，加甘草，以糯米汤服。（卷十二·紫参条）

【方5】黄连一两捣散，每服一钱，水七分，入豉二十粒，煎至五分，去滓温服。大人小儿皆治。（卷十三·黄连条）

【方6】贝母炮研，温浆水服二钱。（卷十三·贝母条）

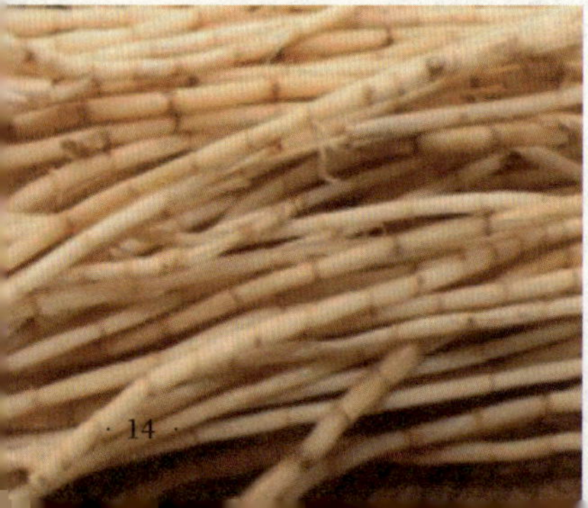

【方7】用白茅根一握，水煎服之。（卷十三·白茅条）

【方8】用白茅根洗捣汁，日饮一合。（卷十三·白茅条）

黄疸

黄疸，指血清胆红素浓度高于正常值，从而导致皮肤、巩膜、黏膜黄染的现象。正常血清胆红素应低于17μmol/L，而黄疸患者的数值则高于此数值。

时行发黄

【方1】醋酒浸鸡子一宿，吞其白数枚。（卷四十八·鸡条）

【方2】竹叶五升（切），小麦七升，石膏三两，水一斗

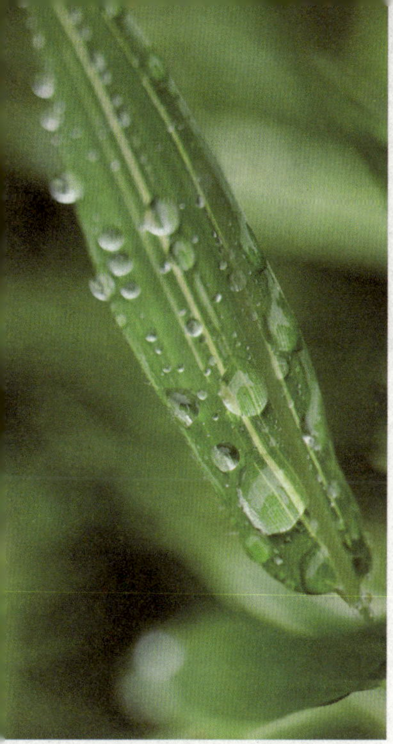

半，煮取七升，细服，尽剂愈。（卷三十七·竹条）

时行黄疾

【方】时行发黄。用金色脚黄雌鸡治如食法，煮熟食之，并饮汁令尽，不过再作。亦可少下盐豉。（卷四十八·鸡条）

时疾发黄

【方】时疾发黄，狂闷烦热，不识人者。大栝楼实黄者一枚，以新汲水九合浸淘取汁，入蜜半合，朴消八分，合搅令消尽。分再服，便瘥。（卷十八·栝楼条）

中暑

中暑是一种急性疾病，常发生在夏秋高温季。具体表现为晕倒、昏迷、牙关紧闭、大汗、无汗等，严重者会出现休克、痉挛等症状。

中暑不省

【方】皂荚一两烧存性，甘草一两微炒，为末。温水调一钱，灌之。（卷三十五·皂荚条）

中暍猝死

【方】井水和面一大抄，服之。（卷二十二 · 小麦条）

暑月暍死

【方1】以热汤徐徐灌之，小举其头，令汤入腹，即苏。（卷五 · 热汤条）

【方2】屋上两畔瓦，热熨心头，冷即易之。（卷七 · 乌古瓦条）

失眠

失眠，指频繁无法进行正常睡眠活动。主要病因包括思虑过度、阴虚火旺、胃气失和等。

夜不合眼

【方】夜不合眼，难睡。灯草煎汤代茶饮，即得睡。（卷十五 · 灯心草条）

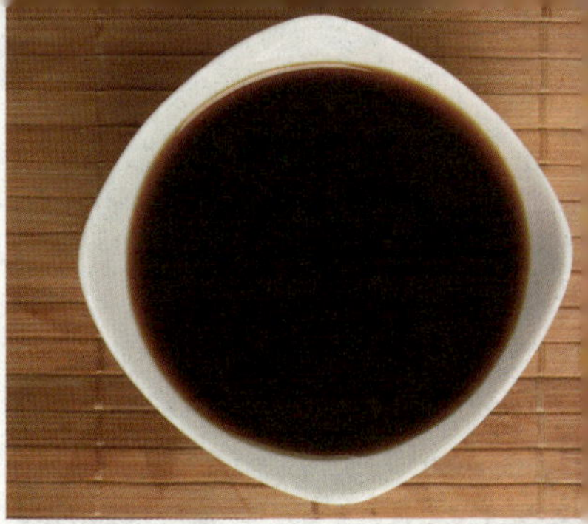

昼夜不眠

【方】以新布火炙熨目。并蒸大豆，更番囊盛枕之，冷即易，终夜常枕之，即愈。（卷二十四 · 大豆条）

通宵不寐

【方】类编云，钱丕少卿夜多噩梦，通宵不寐，自虑非吉。遇邓州推官胡用之曰：昔常如此。有道士教戴辰砂如箭镞者，涉旬即验，四五年不复有梦。因解髻中一绛囊遗之。即夕无梦，神魂安静。道书谓丹砂辟恶安

魂，观此二事可证矣。（卷九·丹砂条）

目不得瞑

【方】目不得瞑，乃阳气盛不得入于阴，阴气虚，故目不得瞑。治法饮以半夏汤，用流水千里外者八升，扬之万遍，取其清五升煮之，炊苇薪火，置秫米一升，半夏五合，徐炊令竭为一升半，去滓饮汁一小杯，日三饮，以知为度。（卷五·流水条）

睡死不寤

【方】蠡实根一握，杵烂，以水绞汁，稍稍灌之。（卷十五·蠡实条）

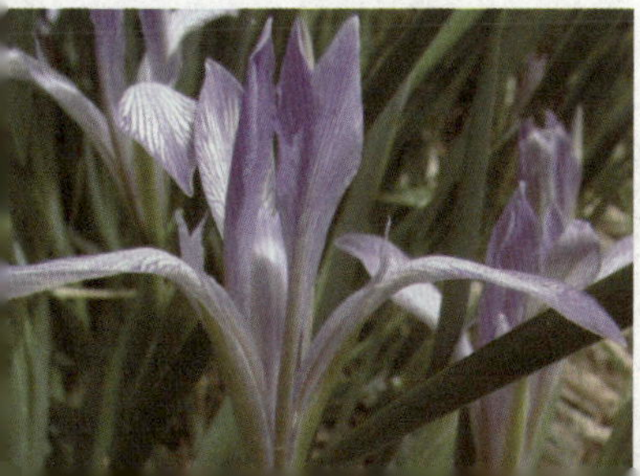

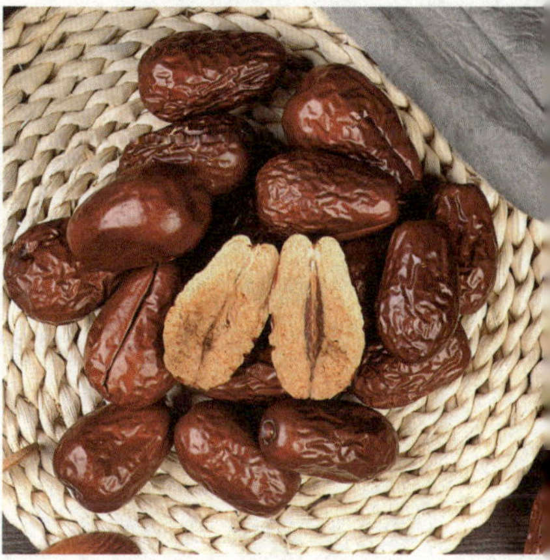

烦闷不眠

【方】大枣十四枚，葱白七茎，水三升，煮一升，顿服。（卷二十九·枣条）

虚烦不眠

【方】酸枣仁汤，用酸枣仁二升，知母、干姜、茯苓、川芎各二两，甘草（炙）一两，以水一斗，先煮枣仁，减三升，乃同煮取三升，分服。（卷三十六·酸枣条）

劳心不眠

【方】归脾汤，思虑过度，劳伤心脾，健忘怔忡，虚烦不眠，自汗惊悸。用龙眼肉、酸枣仁（炒）、黄芪（炙）、白术（焙）、茯神各一两，木香、人参各半两，炙甘草二钱半，咀嚼。每服五钱，姜三片，枣一枚，水二钟，煎一钟，温服。（卷三十一·龙眼条）

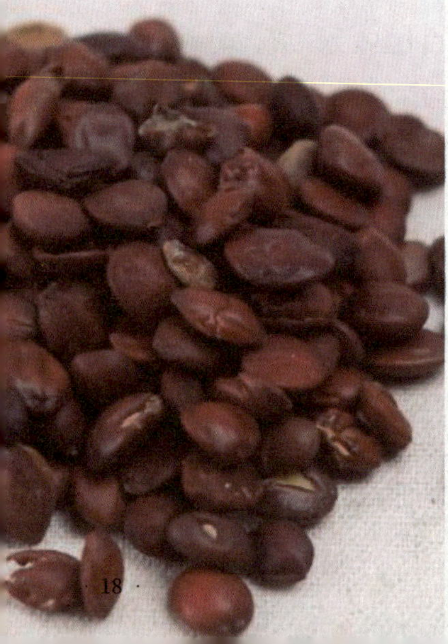

虚劳不眠

【方】干姜为末，汤服三钱，取微汗出。（卷二十六·干姜条）

振悸不眠

【方】用酸枣仁二升，茯苓、白术、人参、甘草各二两，生姜六两，水八升，煮三升，分服。（卷三十六·酸枣条）

胆虚不眠

【方1】胆虚不眠，心多惊悸。用酸枣仁一两炒香，捣为散。每服二钱，竹叶汤调下。和剂局【方】加人参一两，辰砂半两，乳香二钱半，炼蜜丸服。（卷三十六·酸枣条）

【方2】用马头骨灰、乳香各一两，酸枣仁（炒）二两，为末。每服二钱，温酒

服。（卷五十·马条）

骨蒸不眠

【方】骨蒸不眠，心烦。用酸枣仁二两，水二盏研绞取汁，下粳米二合煮粥，候熟，下地黄汁一合再煮，匀食。（卷三十六·酸枣条）

癫痫

癫痫，俗称“羊癫疯”，表现为脑功能短暂失常。中医学认为，造成癫痫的主要原因有先天不足、受到惊吓、过度劳累等。

卒得痫疾

【方】钩藤、甘草炙各二钱，水五合，煎二合。每服枣许，日五、夜三度。（卷十八·钩藤条）

脚气病

严重缺乏维生素B1时会导致脚气病，又称为脚弱。主要症状包括肌肉萎缩、组织水肿以及胃肠道问题等。

一切脚气

【方】盐三升，蒸热分裹，近壁，以脚踏之，令脚心热。又和槐白皮蒸之，尤

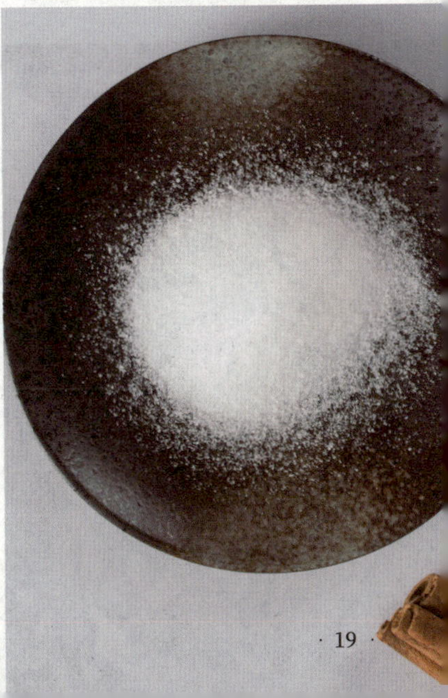

良。夜夜用之。（卷十一·食盐条）

遗尿

遗尿，俗称尿床，指夜间无意识排尿。主要病因包括病后身体虚弱、尿道口发炎以及精神紧张等。

少小尿床

【方】蔷薇根五钱，煎酒夜饮。（卷十八·营实、墙蘼条）

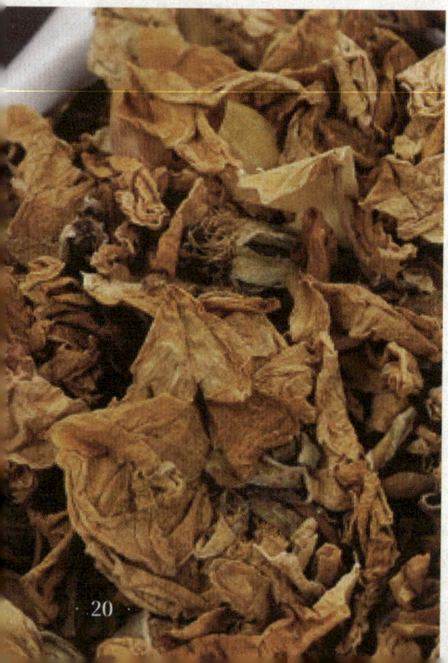

泌尿系感染

肾盂、肾炎、膀胱炎、尿道炎等疾病统称为泌尿系感染。其主要症状包括尿道灼痛、尿急、尿频、小便欲出未尽等。

卒淋不通

【方】好墨烧一两，为末。每服一钱，温水服之。（卷七·墨条）

腹痛

腹痛即指腹部疼痛，其范围包括心窝以下、肚脐周围和肚脐下至前阴的整个部位。引起腹痛的疾病很多，如急性肠胃炎、阑尾炎、胆结石等。中医学认为，治疗腹痛应温中散寒、清热祛湿，以达到康复的目的。

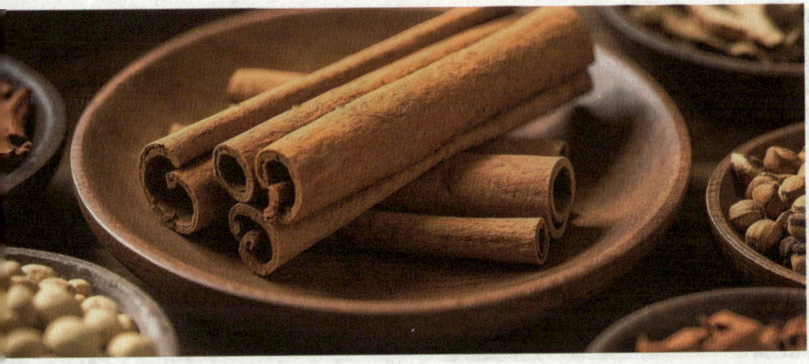

卒患腹痛

【方】山豆根，水研半盏服，入口即定。（卷十八·山豆根条）

泄泻

泄泻，俗称“拉肚子”。其主要病因是脾胃、大小肠的病变，包括急性肠炎、肠结核、胃肠神经功能紊乱等。

暴泄身冷

【方】暴泄，身冷自汗，甚则欲呕，小便清，脉微弱。荜茇、肉桂各二钱半，高良姜、干姜各三钱半，为末，糊丸梧子大。每服三十丸，姜汤送下。（卷十四·荜茇条）

便秘

大便秘结不通，粪便在肠内停留过久，水分被吸收过多，导致粪质干燥而坚硬，不易排出即称为便秘。主要病因包括年老体衰、病后气血虚弱、饮食不当等。中医将便秘分为寒秘、热秘、气秘、血秘四类。

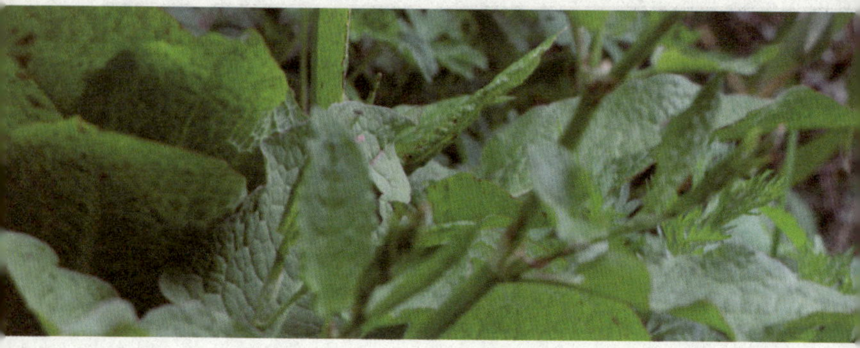

大便卒结

【方】羊蹄根一两，水一大盏，煎六分，温服。（卷十九·羊蹄条）

大便闭塞

【方】大便闭塞，服药不通者。沧盐三钱，居檐烂草节七个，为末。每服一钱，竹筒吹入肛内一寸即通。名提金散。（卷十三·白茅条）

便血

便血，又称下血，主要病因为火邪热毒迫血妄行，湿毒蕴结大肠，风邪结于阴血。

一切下血

【方】雄黑豆紧小者，以皂角汤微浸，炒熟去皮为末，炼猪脂和丸梧子大。每服三十丸，陈米饮下。（卷二十四·大豆条）

水肿

组织间隙过量积液导致的眼睑、头面、四肢部位浮肿，按之凹陷，称为水肿。

主要病因为肺、脾、肾三脏功能失调。

水肿

【方1】用活蛙三个，每个口内安铜钱一个，上着胡黄连末少许。以雄猪肚一个，茶油洗净，包蛙扎定，煮一宿，取出，去皮、肠，食肉并猪肚，以酒送下。忌酸、咸、鱼、面、鸡、鹅、羊肉，宜食猪、鸭。（卷四十二·蛙条）

【方2】黄环根晒干。每服五钱，水煎服，小便利为效。（卷十八·黄环、狼跋子条）

【方3】葡萄嫩心十四个，蝼蛄七个（去头尾），同研，露七日，曝干为末。每服半钱，淡酒调下。暑月尤佳。（卷三十三·葡萄条）

痛风

痛风，又称“历节风”“白虎风”“白虎历节”，主要病因是嘌呤代谢紊乱。典型症状为关节、软骨等部位反复疼痛。

历节风痛

【方】独活、羌活、松节等分，用酒煮过，每日空心饮一杯。（卷十三·独活条）

历节诸风

【方】历节诸风，骨节

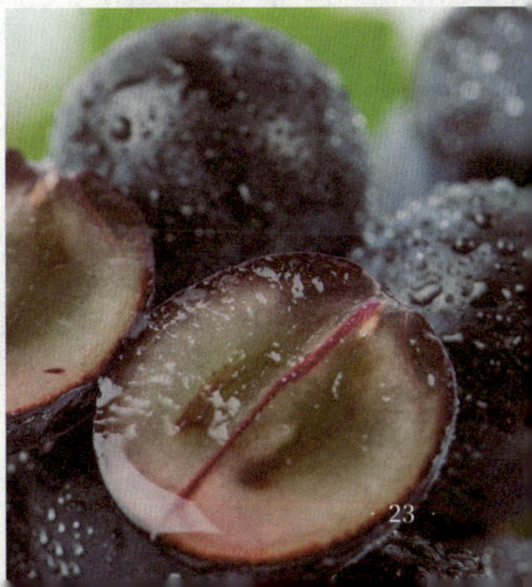

疼痛，昼夜不止。没药末半两，虎胫骨酥炙为末三两。每服二钱，温酒调下。（卷三十四·没药条）

中风

急性脑血管疾病称为中风，即非外伤性且发病较急的脑局部血液供应障碍引起的神经性损害。此病发病突然，病情变化迅速。

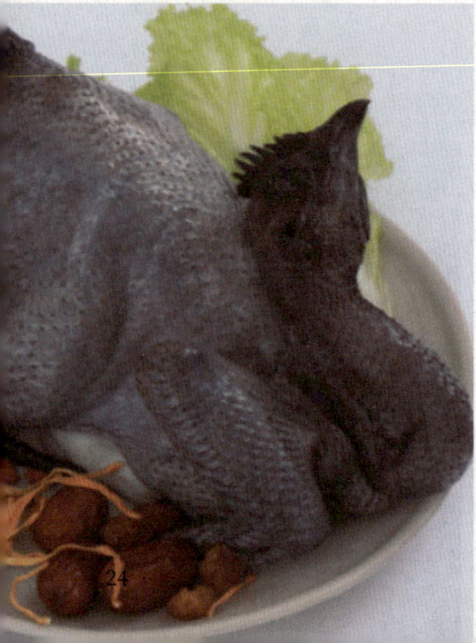

老人中风

【方1】老人中风，烦热语涩。每用乌雄鸡一只（切），葱白一握，煮羹，下麻子汁、五味，空心食之。（卷四十八·鸡条）

【方2】老人中风，口目动，烦闷不安。牛蒡根切一升，去皮晒干，杵为面，白米四合淘净，和作，豉汁中煮，加葱椒五味，空心食之。恒服极效。（卷十五·恶实条）

肺脓肿

肺脓肿是指某一肺叶或肺段因感染而形成化脓性炎症后，导致肺组织坏死，其周围出现肉芽组织包围的一种疾病。其主要病因包括风热病毒侵袭、饮食不当等。

一切肺病

【方】咳嗽脓血不止。用好酥五十斤，炼三遍，当出醍醐，每服一合，日三服，以瘥为度，神效。（卷五十·酥条）

肺痈

【方】绿橘叶洗，捣绞汁一盏服之。吐出脓血即愈。（卷三十·橘条）

肝硬化腹水

腹部膨胀如鼓称为肝硬化腹水。其主要表现为腹胀大，皮色苍黄，腹壁青筋脉络暴露。

诸积鼓胀

【方】诸积鼓胀，食积气积血积之类。石菖蒲八两锉，斑蝥四两去翅足，同炒黄，去斑蝥不用。以布袋盛，拽去蝥末，为末，醋糊丸梧子大。每服三五十丸，温白汤下。治肿胀尤妙。或入香附末二钱。（卷十九·菖蒲条）

早期肝硬化

早期肝硬化，又称为“积聚”或“癥瘕”，通常由慢性肝炎长期不愈、长期饮酒、营养不良、慢性胆道疾患、疟疾、血吸虫病等疾病引起。

诸般积聚

【方】太仓丸，治脾胃饥饱不时生病，及诸般积聚，百物所伤。陈仓米四两，以巴豆二十一粒去皮同炒，至

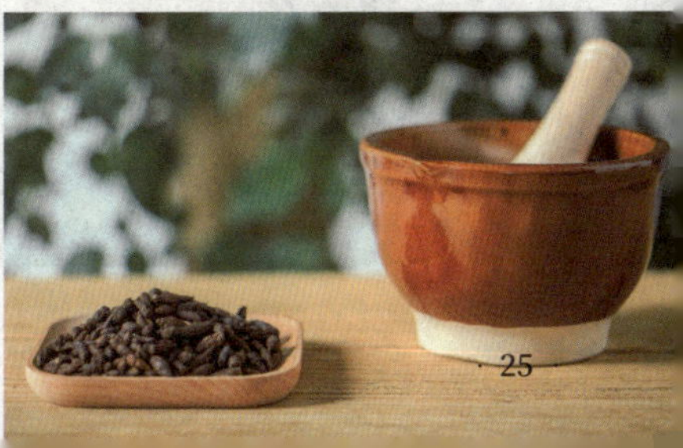

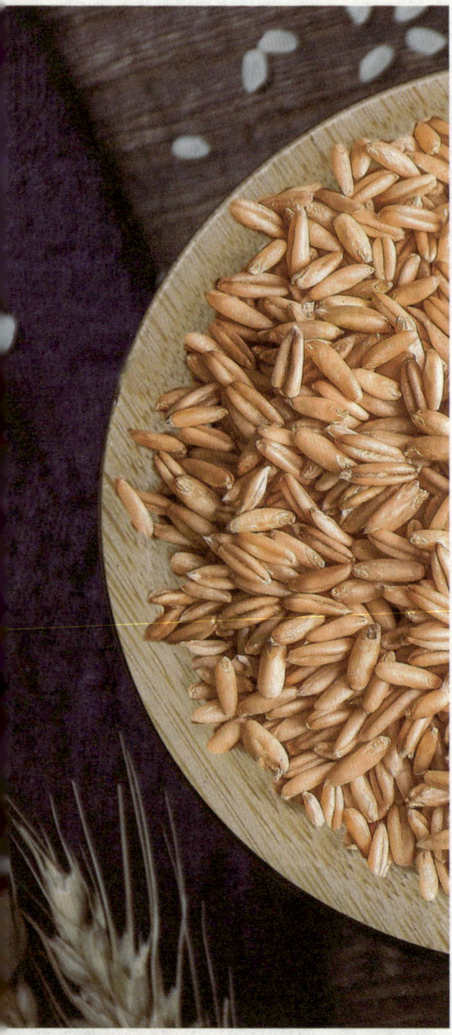

米香豆黑，勿令米焦，择去豆不用，入去白橘皮四两，为末，糊丸梧子大。每姜汤服五丸，日三服。（卷二十五·陈廪米条）

胃痛

胃痛，又称心口痛、胃气痛，多见于消化道疾病。

卒热心痛

【方】生麻油一合，服之，良。（卷二十二·胡麻条）

急心疼痛

【方】猪心一枚，每一岁入胡椒一粒，同盐酒煮食。（卷五十·豕条）

醉酒

饮酒过量导致的酒精中毒称为醉酒。其主要表现为脸红、语无伦次、步伐不稳，严重时可导致晕厥、昏迷。

饮酒不醉

【方】凡饮酒，先食盐一匕，则后饮必倍。（卷十一·食盐条）

酒醉不醒

【方1】九月九日真菊花为末，饮服方寸匕。（卷十五·菊条）

【方2】生葛根汁饮二升，便愈。（卷十八·葛条）

肺结核

肺结核，也叫“肺痨”，是一种常见慢性传染病，传染性较弱。主要病症包括咳嗽、盗汗、消瘦等。

久劳咳嗽

【方】久劳咳嗽，吐臭痰者。寻水边蛇吞青蛙未咽者，连蛇打死，黄泥固济，煅研。空心酒服一二钱，至效。忌生冷五七日，永不发也。（卷四十三·黄颔蛇条）

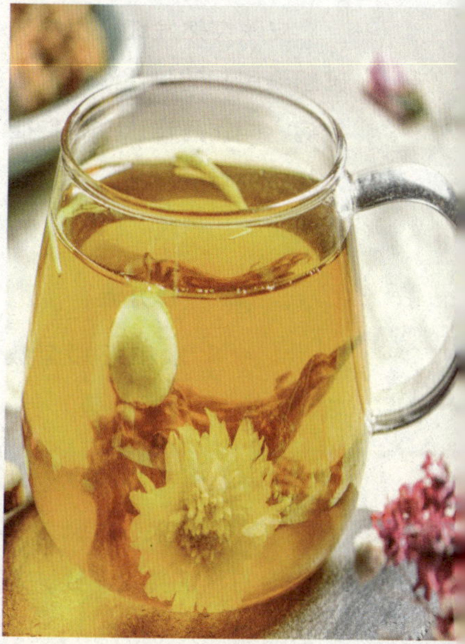

第三章

外科病妙方

丹毒

皮肤突然发红，由链球菌感染引起的急性淋巴管感染病，叫作丹毒。主要特征为起病突然，发热，皮肤变红等。

一切丹毒

【方】水和蚯蚓泥敷之。（卷七·蚯蚓泥条）

诸丹热毒

【方】土朱、青黛各二钱，滑石、荆芥各一钱，为末。每服一钱，蜜水调下，仍外敷之。（卷十·代赭石条）

颈淋巴结结核

颈淋巴结结核，由结

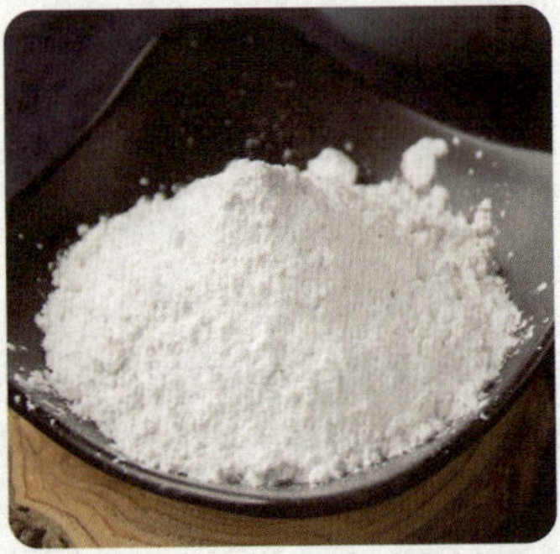

核杆菌进入口腔或鼻咽部导致，主要发病人群是儿童、青年，多发部位是颈部、腋下、腹股沟等处。

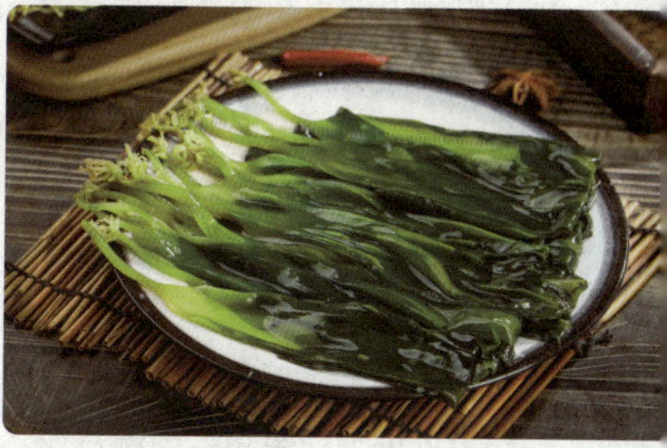

多年瘰疬

【方】多年瘰疬不愈。神效方：用蝙蝠一个，猫头一个，俱撒上黑豆，烧至骨化，为末掺之，干即油调敷，内服连翘汤。（卷四十八·伏翼条）

年久瘰疬

【方】生玄参捣敷之，日二易之。（卷十二·玄参条）

单纯性甲状腺肿大

单纯性甲状腺肿大，又叫“瘿气”或“瘿瘤”，主要病因是饮食缺乏碘元素，导致甲状腺素合成不足。

瘿气初起

【方】海藻一两，黄连二两，为末。时时舐咽。先断一切厚味。（卷十九·海藻条）

项下卒肿

【方】项下卒肿，其囊渐大，欲成瘿者。昆布、海藻等分，为末，蜜丸杏核大。时时含咽。（卷十九·昆布条）

破伤风

由破伤风杆菌经伤口侵

入肌体内而引起的急性特异性感染疾病称为破伤风，主要病症为口齿不清、吞咽困难、肌肉僵硬等。

破伤风

【方】狼、虎穿肠骨四钱（炙黄），桑花、蝉蜕各二钱，为末。每服一钱，米汤调下。若口干者，不治。（卷五十一 · 狼条）

急性乳腺炎

急性乳腺炎是一种由细菌感染引起的乳腺组织急性化脓性病变，易感人群为哺乳期和产后3~4周的妇女。常见症状包括乳房疼痛、头晕、浑身酸痛等。

一切乳痈

【方】妇人乳痈，小儿头疮，及浸淫黄烂热疮，疥疽阴蚀。并用天麻草即益母草切五升，以水一斗半，煮一斗，分数次洗之以杀痒。（卷十五 · 茺蔚条）

乳痈初起

【方】乳痈初发，肿痛结硬欲破，一服即瘥。以北来真桦皮烧存性研，无灰酒温服方寸匕，即卧，觉即瘥也。（卷三十五 · 桦木条）

痔疮

痔疮是一种慢性疾病，

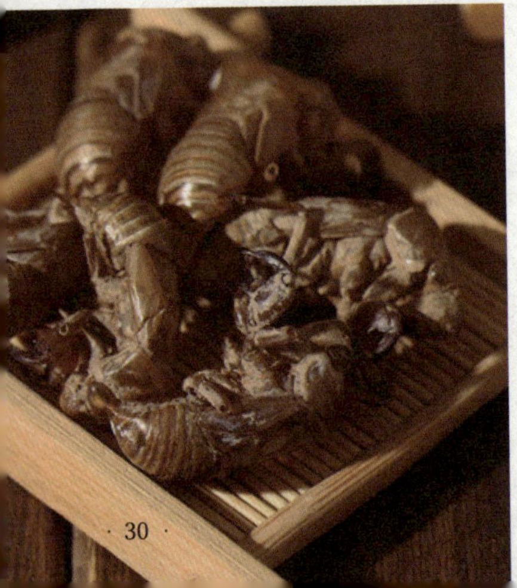

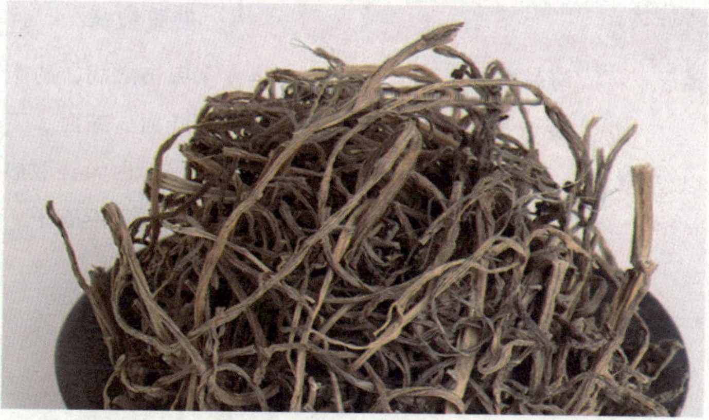

由于肛门直肠下端和肛管皮下的静脉丛发生扩张从而所形成一个或多个柔软的静脉团。痔疮的发病率高，主要病因包括久坐、饮食不当、不良排便习惯等。

诸痔疼痛

【方】青蛙丸：用青色蛙长脚者一个，烧存性，为末雪糕和，丸如梧子大。每空心先吃饭二匙，次以枳壳汤下十五丸。（卷四十二·蛙条）

痔疮初起

【方】马齿苋不拘鲜干，煮熟急食之。以汤熏洗。一月内外，其孔闭，即愈矣。（卷十七·马齿苋条）

蛇虫咬伤

有毒腺和毒牙的毒蛇或毒虫咬伤人体，称为蛇虫咬伤。蛇虫咬伤后，常出现伤口疼痛、红肿，甚至起水疱等症状。

诸蛇螫人

【方】紫苋捣汁饮之，以渣涂之。（卷二十七·苋条）

诸蛇螫伤

【方】胡粉和大蒜捣涂。（卷八·粉锡条）

胆囊炎、胆石症

胆囊炎、胆石症在胆道疾病中极为常见，主要病因是肝气郁结、瘀血停留、肝胆湿热。

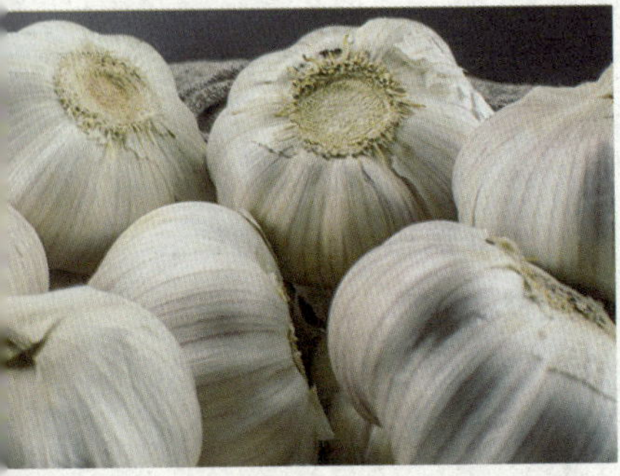

胁腹绞痛

【方】鬼击之病，胁腹绞痛，或即吐血、衄血、下血，一名鬼排。白犬头取热血一升，饮之。（卷五十·狗条）

胁下疼痛

【方】地肤子为末，酒服方寸匕。（卷十六·地肤条）

急性阑尾炎

急性阑尾炎是一种常见的外科急腹症，主要表现为发病突然，疼痛部位从脐周向右下腹转移，多由饮食不当、寒湿不适和精神紧张等引起。

肠痈未成

【方】马牙烧灰，鸡子白和，涂之。（卷五十·马条）

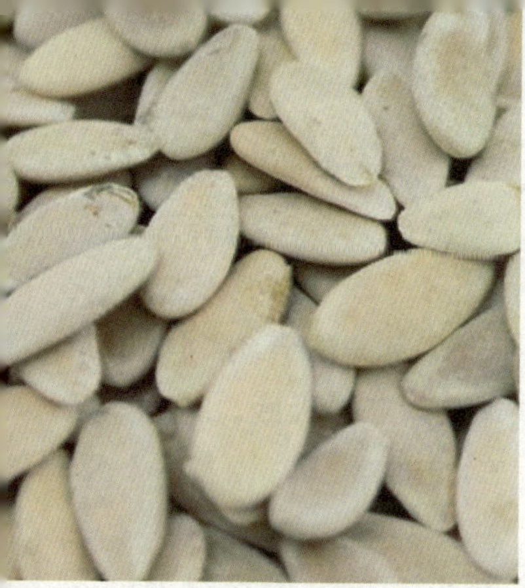

肠痈已成

【方】肠痈已成，小腹肿痛，小便似淋，或大便难涩下脓。用甜瓜子一合，当归炒一两，蛇退皮一条，㕮咀。每服四钱，水一盏半，煎一盏，食前服。利下恶物为妙。（卷三十三·甜瓜条）

疝气

疝气是指肠腔的一段突出于腹壁、腹股沟或从腹腔内进入阴囊的疾病。

丈夫疝气

【方】丈夫疝气，本脏气伤，膀胱连小肠等气。金铃子即楝实一百个，温汤浸过去皮，巴豆二百个，微打破，以面二升，用于铜铛内炒至金铃赤为度。放冷取出，去核为末，巴、面不用。每服三钱，热酒或醋汤调服。一方入盐炒茴香半两。（卷三十五·楝条）

疝气危急

【方】延胡索盐炒，全蝎去毒生用，等分为末。每服半钱，空心盐酒下。（卷十三·延胡索条）

尿路结石

肾脏、输尿管、膀胱等部位存在的尿结石即称为尿路结石，发病原因主要是湿热蕴积。

五种淋疾

【方1】劳淋、血淋、热淋、气淋、石淋及小便不通至甚者。透格散：用消石一两，不夹泥土雪白者，生研为末。每服二钱，各依汤使。劳淋，劳倦虚损，小便不出，小腹急痛，葵子末煎汤下，通后便须服补虚丸散。血淋，小便不出时，下血疼痛满急。热淋，小便热，赤色，脐下急痛，并用冷水调下。气淋，小腹满急，尿后常有余沥，木通煎汤下。石淋，茎内痛，尿不能出，内引小腹膨胀急痛，尿下砂石，令人闷绝，将药末先入铫内，隔纸炒至纸焦为度，再研，用温水调下。小便不通，小麦汤下。卒患诸淋，只以冷水下。并空心，调药使消如水，乃服之。（卷十一·消石条）

【方2】苎麻根两茎，打碎，以水一碗半，煎半碗，顿服即通，大妙。（卷十五·苎麻条）

下肢溃疡

小腿胫骨外侧部位溃疡称为下肢溃疡，主要由长期站立、负担重物等导致的下肢静脉曲张所引起。

远近臁疮

【方】黄丹飞炒，黄柏酒浸七日焙，各一两，轻粉半两，研细。以苦茶洗净，轻粉填满，次用黄丹护之，

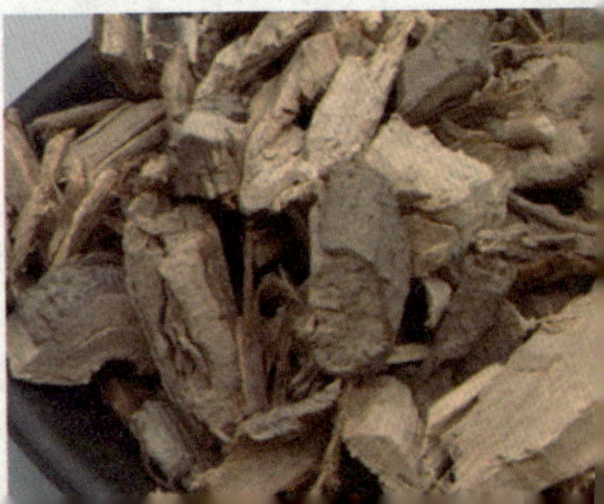

外以柏末摊膏贴之，勿揭动，一七见效。（卷八·铅丹条）

臁疮经年

【方】盐中黑泥，晒研搽之。（卷十一·食盐条）

外伤出血

刀伤切割、创伤或跌打损伤造成的皮破血流，甚至皮绽肉开、血管断裂、血溢脉处称为外伤出血。

金疮出血

【方1】金疮出血，不可以药速合，则内溃伤肉。只以黄丹、滑石等分，为末敷之。（卷八·铅丹条）

【方2】云母粉敷之绝妙。（卷八·云母条）

伤口感染

由金属器刃和木器创伤肢体后，导致出血、组织器官损伤，加上细菌感染，使伤口溃烂成疮，称为伤口感染。

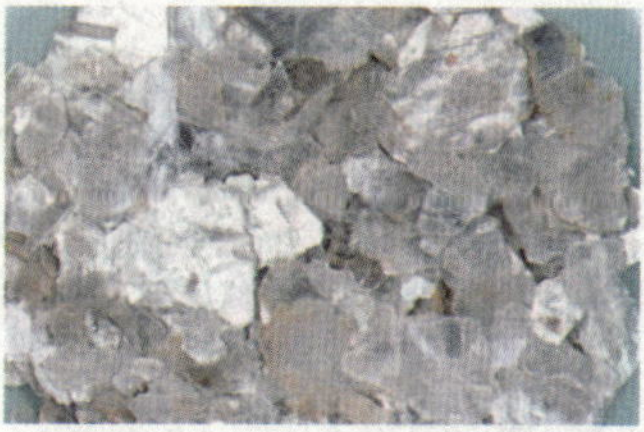

金疮伤损

【方】金疮伤损，生肌破血。用紫葛二两，顺流水三盏，煎一盏半，分三服。酒煎亦妙。（卷十八·紫葛条）

刺伤

由金属箭、竹木、铁屑、针、鱼骨等尖利物刺入皮、肉、脉、骨、脏腑等组织之内所导致的瘀、肿、痛、胀称为刺伤。

箭刀在肉

【方】箭刀在肉及咽喉胸膈诸隐处不出。酒服瞿麦末方寸匕，日三服。（卷十六·瞿麦条）

箭镞不出

【方】栝楼根捣敷之，日三易，自出。（卷十八·栝楼条）

误吞异物

吞下不易消化吸收的金、银、铁、竹木、绳索、钉针、鱼骨等或有毒动物蜈蚣、蚂蟥、蛇等称为误吞异物。这种情况通常会导致腹部不适、恶心、呕吐等症状。

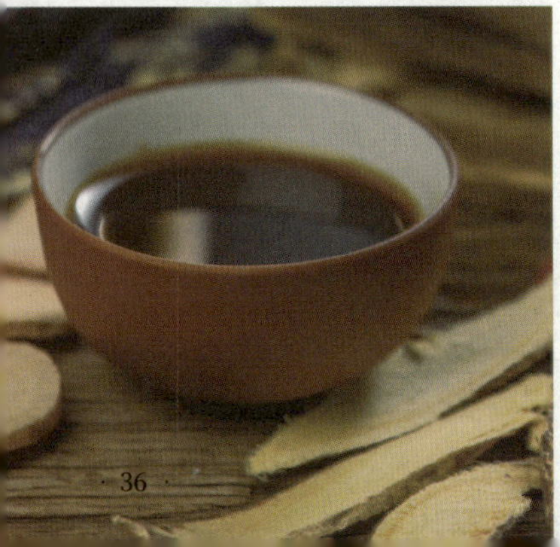

误吞诸物

【方】误吞诸物，金银铜钱等物不化者，浓煎缩砂汤饮之，即下。（卷十四·缩砂条）

误吞金银

【方1】误吞金银及钱。胡粉一两，猪脂调，分再服，令消烊出也。（卷八·粉锡条）

【方2】误吞金银及钱，在腹中不下者。光明石炭一杏核大，硫黄一皂子大，为末，酒下。（卷九·石炭条）

【方3】误吞金银或钱，在腹内不下。石灰、硫黄一皂子大，同研为末。酒调服之。（卷九·石灰条）

第四章

骨伤科病妙方

骨折

肢体受到强大暴力或肌肉强烈收缩，使正常骨骼损伤，称为骨折。骨折患者会有固定压痛点，畸形、骨擦音和假关节等现象出现。

一切折伤

【方】寒食蒸饼即小麦蒸饼为末。每服二钱，酒下，甚验。（卷二十五·蒸饼条）

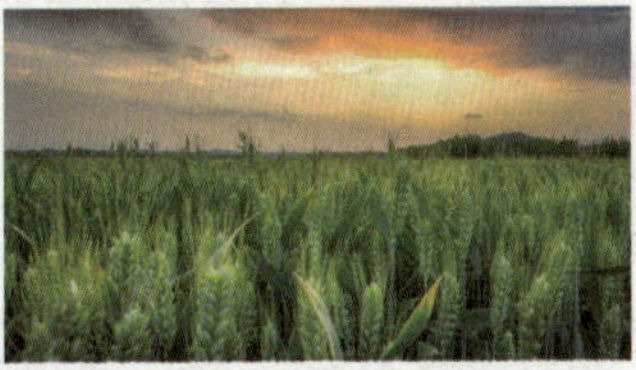

折伤

【方】水獭一个支解，入罐内固济，待干煅存性为末。以黄米煮粥摊患处，糁獭末于粥上，布裹之。立止疼痛。（卷五十一·水獭条）

内伤

人体受到外力导致的气血、经络、脏腑等器官受损称为内伤。

伤损内痛

【方】兵杖所加，木石所迮，血在胸、背、胁中刺痛。用青竹茹、乱发各一团，炭火炙焦为末。酒一升，煮三沸，服之。三服愈。（卷三十七·竹条）

伤损瘀血

【方】牡丹皮二两，虻虫二十一枚，熬过同捣末。每旦温酒服方寸匕，血当化为水下。（卷十四·牡丹条）

腰痛

腰部一侧或两侧疼痛，或痛连脊椎的病症，称为腰痛。腰痛主要由过度劳累、年龄增长、肾气亏损等因素导致。

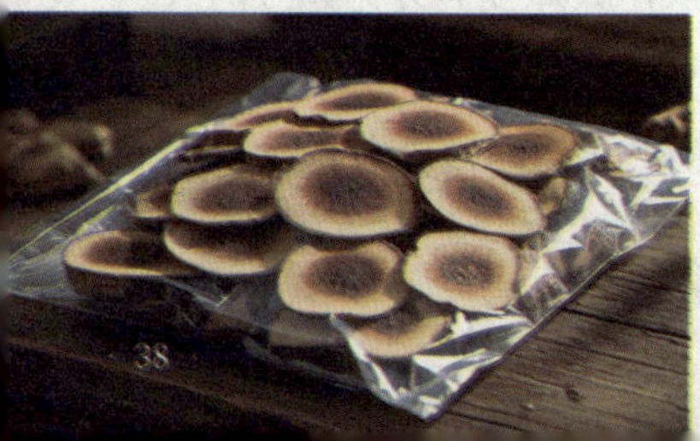

卒然腰痛

【方】大豆六升，水拌湿，炒热，布裹熨之，冷即易。乃张文仲所处方也。（卷二十四·大豆条）

卒得腰痛

【方】卒得腰痛，不可俯仰。用鳖甲炙研末，酒服方寸匕，日二。（卷四十五·鳖条）

卒腰脊痛

【方】卒腰脊痛，不能转侧。鹿角五寸烧赤，投二升酒中，浸一宿饮。（卷五十一·鹿条）

腰部扭伤

闪挫持重或击仆撞打致使腰部疼痛称作腰部扭伤。

腰部与肾脏联系密切，腰部扭伤可能导致肾精亏虚。

闪挫腰痛

【方1】莳萝作末，酒服二钱匕。（卷二十六·莳萝条）

【方2】橙子核炒研，酒服三钱即愈。（卷三十·橙条）

损伤腰痛

【方】冬瓜皮烧研，酒服一钱。（卷二十八·冬瓜条）

风湿性或类风湿性关节炎

肌肉、筋骨、关节等处酸痛、麻木、屈伸不利，甚则关节肿大、灼热的一类病症，称为风湿性或类风湿性关节炎。

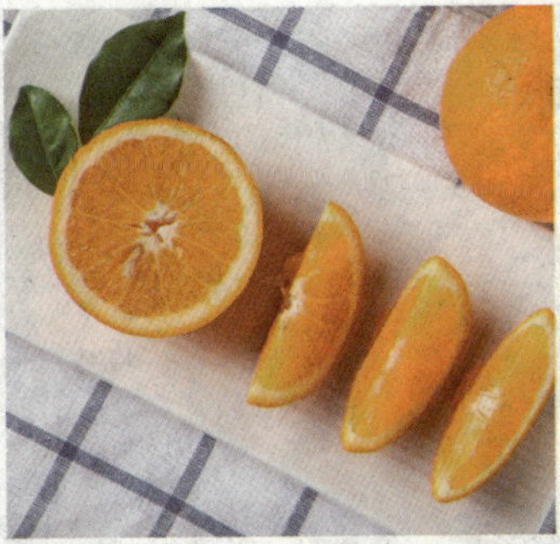

关节疼痛

【方】蒲黄八两，熟附子一两，为末。每服一钱，凉水下，日一。（卷十九·香蒲、蒲黄条）

诸风湿痹

【方】诸风湿痹，筋挛膝痛，胃中积热，口疮烦闷，大便秘涩。黄卷散：用大豆黄卷炒熟捣末一升，酥半两，研匀。食前温水服一匙，日二服。（卷二十四·大豆黄卷条）

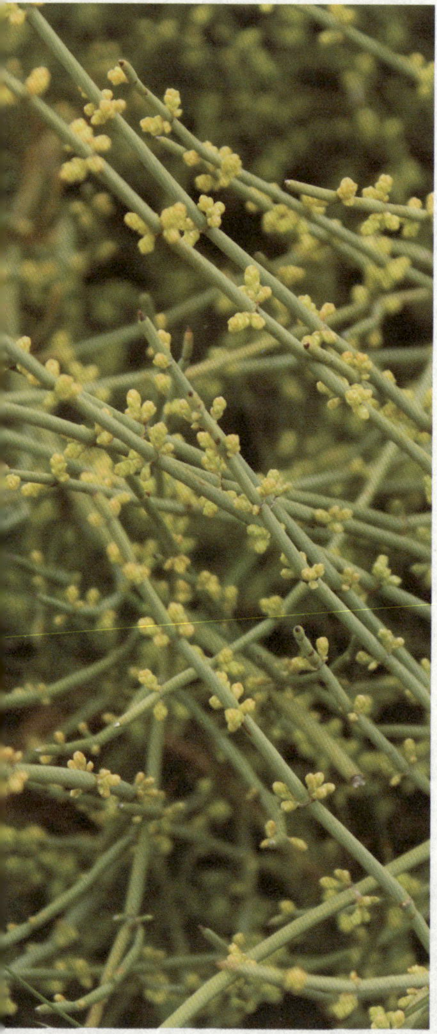

风淫湿痹

【方】风淫湿痹，手足不举，筋节挛疼。先与通关，次以全蝎七个瓦炒，入麝香一字研匀，酒三盏，空心调服。如觉已透则止，未透再服。如病未尽除，自后专以婆蒿根洗净，酒煎，日二服。（卷四十·蝎条）

风痹冷痛

【方】麻黄去根五两，桂心二两，为末，酒二升，慢火熬如饧。每服一匙，热酒调下，至汗出为度。避风。（卷十五·麻黄条）

第五章

妇科病妙方

月经不调

月经不调是一种常见的妇科病，主要表现为月经过多、月经过少、月经提前或延后、月经不规律等。

月经不调

【方】乌金散，治胎前产后虚损，月经不调，崩漏及横生逆产。用白芷、百草霜等分，为末，以沸汤入童子小便同醋调服二钱。丹溪加滑石，以芎归汤调之。（卷十四·白芷条）

月水不调

【方】阿胶一钱，哈粉炒成珠，研末，热酒服即安。一方入辰砂末半钱。（卷五十·阿胶条）

经水不调

【方】经水不调，血脉冷痛，此方平易捷径。熟附

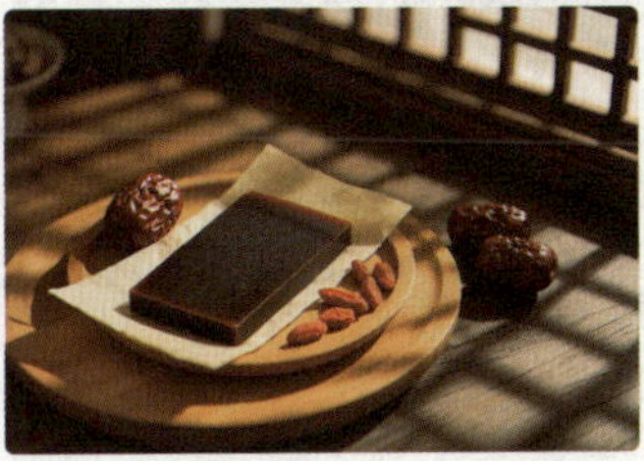

子去皮、当归等分。每服三钱，水煎服。（卷十七·附子条）

月信涩滞

【方】蘘荷根细切，水煎取二升，空心入酒和服。（卷十五·蘘荷条）

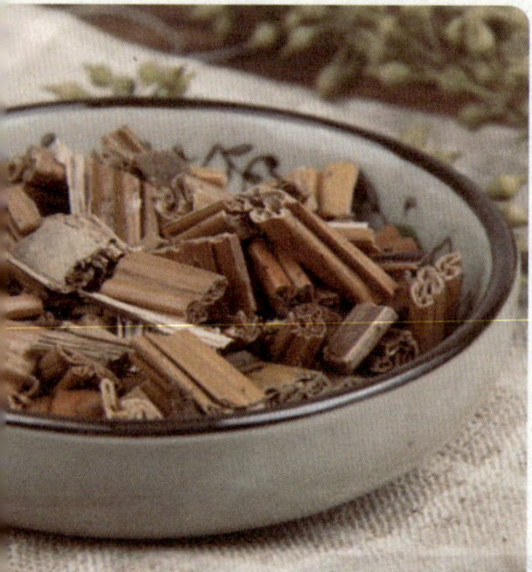

月经不断

【方】用乌豆五升，清酒一斗，炒豆令烟绝，投酒中，待酒紫赤色，去豆，量性服之，可日夜三盏，神验。（卷二十四·大豆条）

月水不断

【方1】木贼炒三钱，水一盏，煎七分，温服，日一服。（卷十五·木贼条）

【方2】月水不断，肉色黄瘦，血竭暂止，数日复发，小劳辄剧，久疾失治者，皆可服之。桑木耳焙研，每服二钱，食前热酒下，日二服。（卷二十八·木耳条）

【方3】月水不断，劳损黄瘦，暂止复发，小劳辄剧者。槐蛾（即槐耳）炒黄、赤石脂各一两，为末，食前热酒服二钱。桑木耳亦可。（卷二十八·木耳条）

【方4】侧柏叶（炙）、

芍药等分。每用三钱，水、酒各半，煎服。（卷三十四·柏条）

【方5】月水不断，室女用侧柏叶、木贼炒微焦等分，为末。每服二钱，米饮下。（卷三十四·柏条）

【方6】青竹茹微炙，为末。每服三钱，水一盏，煎服。（卷三十七·竹条）

【方7】羊前左脚胫骨一条，纸裹泥封令干，煅赤，入棕榈灰等分。每服一钱，温酒服之。（卷五十·羊条）

月水不止

【方1】生地黄汁，每服一盏，酒一盏，煎服，日二次。（卷十六·地黄条）

【方2】梅叶焙、棕榈皮灰各等分，为末。每服二

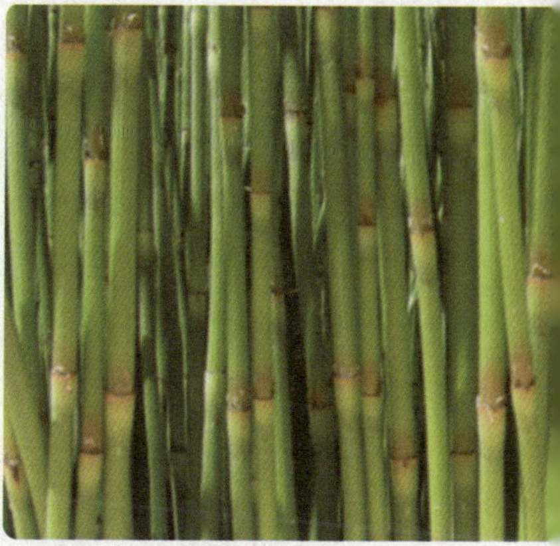

钱，酒调下。（卷二十九·梅条）

【方3】牡蛎煅研，米醋搜成团，再煅研，以米醋调艾叶末熬膏，丸梧子大。每醋艾汤下四五十丸。（卷四十六·牡蛎条）

【方4】阿胶炒焦为末，酒服二钱。（卷五十·阿胶条）

经水不断

【方】芩心丸，治妇人

四十九岁以后，天癸当住，每月却行，或过多不止。用黄芩心二两，米醋浸七日，炙干又浸，如此七次，为末，醋糊丸梧子大。每服七十丸，空心温酒下，日二次。（卷十三·黄芩条）

经血不止

【方1】箬叶灰、蚕纸灰等分，为末。每服二钱，米饮下。（卷十五·箬条）

【方2】瑞莲散，用陈莲蓬壳烧存性，研末。每服二钱，热酒下。（卷三十三·莲藕条）

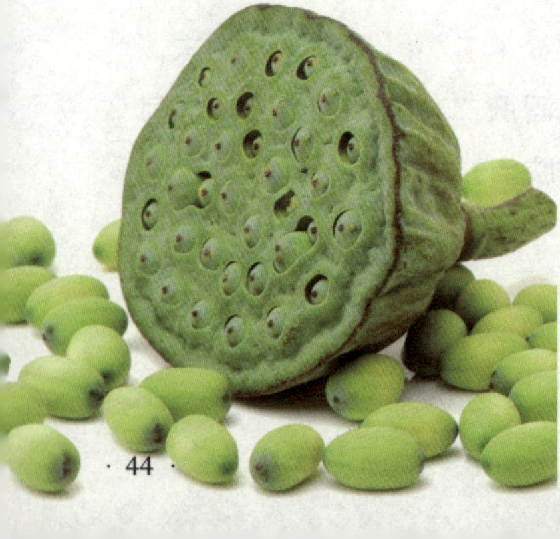

【方3】拒霜花即木芙蓉花、莲蓬壳等分，为末。每用米饮下二钱。（卷三十六·木芙蓉条）

【方4】五灵脂炒烟尽，研。每服二钱，当归两片，酒一盏，煎六分，热服。三五度取效。（卷四十八·寒号虫条）

经水不止

【方1】白芍药、香附子、熟艾叶各一钱半，水煎服之。（卷十四·芍药条）

【方2】红鸡冠花一味，晒干为末。每服二钱，空心酒调下。忌鱼腥猪肉。（卷十五·鸡冠条）

【方3】经水过多，日渐黄瘦。紫梗末，每服二钱，空心白汤下。（卷三十九·紫梗条）

经水过多

【方】赤石脂、破故纸各一两，为末。每服二钱，米饮下。（卷九·五色石脂条）

闭经

女性年龄超过十八岁仍未来月经，或月经周期建立后又停止三个月以上，称为闭经。主要由先天不足、大量失血、过度劳累等引起。

女人闭经

【方1】万应丸，治女人月经淤闭不来，绕脐寒疝痛彻，及产后血气不调，诸癥瘕等病。用干漆一两打碎，炒烟尽，牛漆末一两，以生地黄汁一升，入银、石器中慢熬，俟可丸，丸如梧子大。每服一丸，加至三五丸，酒饮任下，以通为度。（卷三十五·漆条）

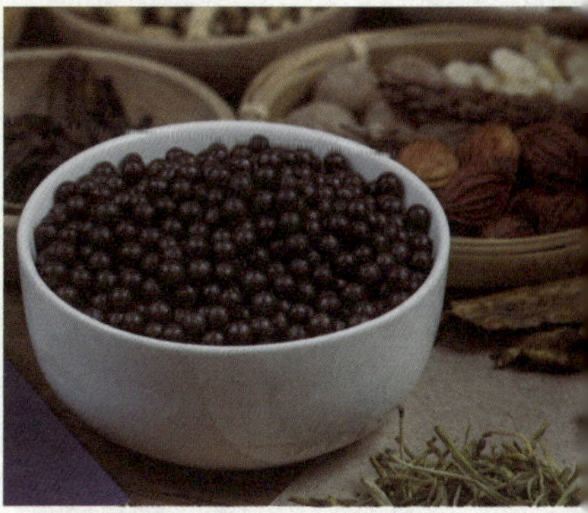

【方2】治女人月经不利，血气上攻，欲呕，不得睡。用当归四钱，干漆三钱炒烟尽，为末，炼蜜丸梧子大。每服十五丸，空心温酒下。（卷三十五·漆条）

月水不通

【方1】月水不通，脐腹积聚疼痛。硇砂一两，皂角五挺，去皮子，锉为末，以头醋一大盏，熬膏，入陈橘

皮末三两，捣三百杵，丸梧子大。每温酒下五丸。（卷十一·硇砂条）

【方2】妇人宿有风冷，留血积聚，月水不通。庵闾子一升，桃仁二升，酒浸去皮尖，研匀入瓶内，以酒二斗浸，封五日后，每饮三合，日三服。（卷十五·庵条）

【方3】月水不通，结成癥块，腹肋胀大，欲死。牛蒡根二斤锉，蒸三遍，以生绢袋盛之，以酒二斗浸五日，每食前温服一盏。（卷十五·恶实条）

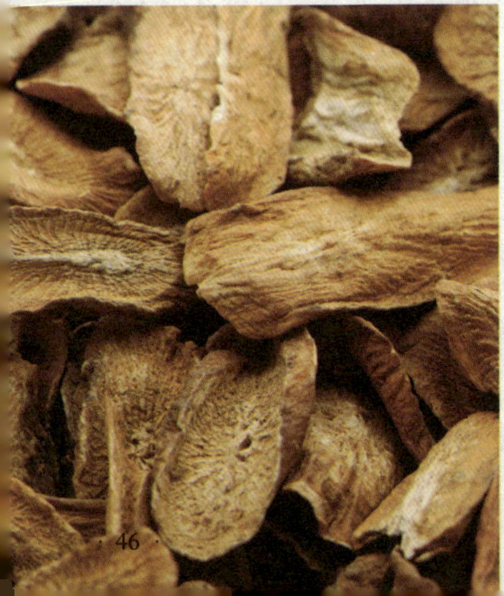

【方4】葶苈一升，为末，蜜丸弹子大，绵裹纳阴中二寸，一宿易之，有汁出，止。（卷十六·葶苈条）

【方5】茶清一瓶，入砂糖少许，露一夜。虽三个月胎亦通，不可轻视。（卷三十二·茗条）

【方6】厚朴三两炙切，水三升，煎一升，分二服，空心饮。不过三四剂，神验。一加桃仁、红花。（卷三十五·厚朴条）

【方7】月水不通，心腹滞闷，四肢疼痛。用赤马肝一片炙研，每食前热酒服一钱，通乃止。（卷五十·马条）

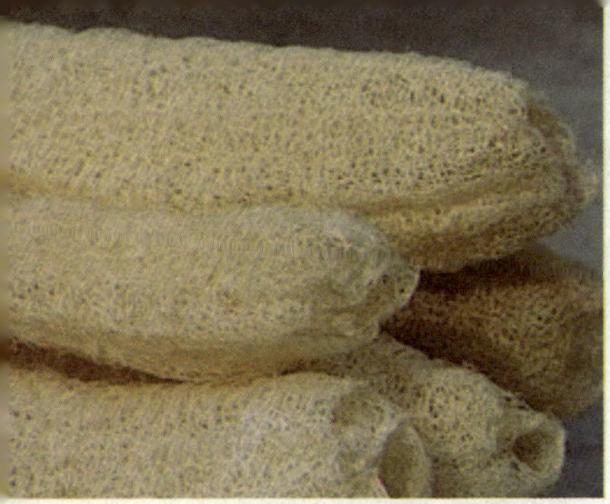

【方8】獭胆丸，用干獭胆一枚，干狗胆、硇砂、川椒（炒去汗、目）各一分，水蛭（炒黄）十枚，为末，醋糊丸绿豆大。每于食前服五丸，当归酒下，日三服。（卷五十一·水獭条）

【方9】童男、童女发各三两烧灰，班蝥二十一枚（糯米炒黄），麝香一钱，为末，每服一钱，食前热姜酒下。（卷五十二·乱发条）

经水不通

【方】薏苡根一两，水煎服之。不过数服，效。（卷二十三·薏苡条）

经脉不通

【方1】干丝瓜一个，为末，用白鸽血调成饼，日干研末。每服二钱，空心酒下。先服四物汤三服。（卷二十八·丝瓜条）

【方2】经脉不通，积血不散。用乌鸦散主之。乌鸦（去皮毛，炙）三分，当归（焙）、好墨各三分，延胡索炒、蒲黄（炒）、水蛭（以糯米炒过）一分，为末。每服一钱，酒下。（卷四十九·乌鸦条）

女经不行

【方】凌霄花为末。每服二钱，食前温酒下。（卷十八·紫葳条）

通经破血

【方】旧屋阴处瓦花

（即昨叶何草）活者两熬膏，当归须、干漆一两烧烟尽，当门子即麝香二钱，为末，枣肉和丸梧子大。每服七十丸，红花汤下。（卷二十一·昨叶何草条）

功能性子宫出血

青春期、成熟期女性因身体虚衰瘦弱引起卵巢功能失调，子宫内膜及阴道的不规则出血即为功能性子宫出血。

妇人血崩

【方1】赭石火煅醋淬七次，为末。白汤服二钱。（卷十·代赭石条）

【方2】青矾二两，轻粉一钱，为末，水丸梧子大。每服二三十丸，新汲水下。（卷十一·绿矾条）

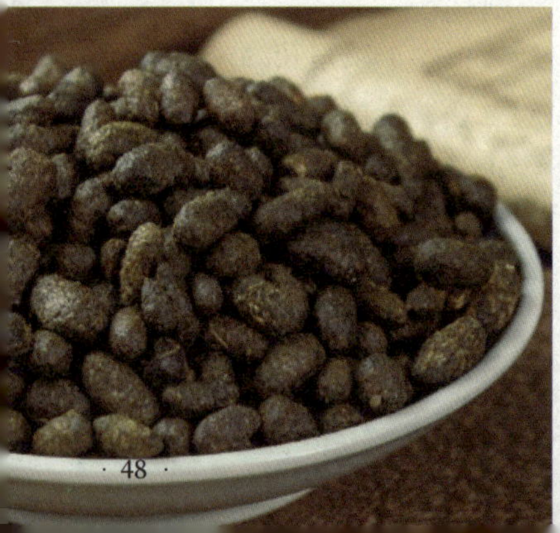

血崩诸痛

【方】灵脂散，治丈夫脾积气痛，妇人血崩诸痛。飞过五灵脂炒烟尽，研末。每服一盏，温酒调下。此药气恶难吃，烧存性乃妙也。或以酒、水、童尿煎服，名抽刀散，治产后心腹、胁肋、腰胯痛。能散恶血。如心烦口渴者，加炒蒲黄减半，霹雳酒下。肠风下血者，煎乌梅、柏叶汤下。中风麻痹者，加草乌半钱，同童尿、水、酒煎服。（卷四十八·寒号虫条）

下血血崩

【方1】血如山崩，或五色漏带，并宜常服，滋血调气，乃妇人之仙药也。香附子去毛炒焦为末，极热酒服二钱立愈。昏迷甚者三钱，米饮下。（卷十四·莎草、香附子条）

【方2】槐花一两，棕灰五钱，盐一钱，水三盅，煎减半服。（卷三十五·槐条）

崩中下血

【方1】黄芩为细末，每服一钱，霹雳酒下，以秤锤烧赤，淬酒中也。许学士云：崩中多用止血及补血药。此方乃治阳乘于阴，所谓天暑地热，经水沸溢者也。（卷十三·黄芩条）

【方2】崩中下血，昼夜不止。用川芎一两，清酒一大盏，煎取五分，徐徐进之。（卷十四·川芎条）

【方3】川芎一两，加生地黄汁二合，同煎。（卷十四·川芎条）

【方4】崩中下血，小腹痛甚者。芍药一两，炒黄色，柏叶六两，微炒。每服二两，水一升，煎六合，入酒五合，再煎七合，空心分为两服。亦可为末。酒服二钱。（卷十四·芍药条）

【方5】大小蓟根一升，

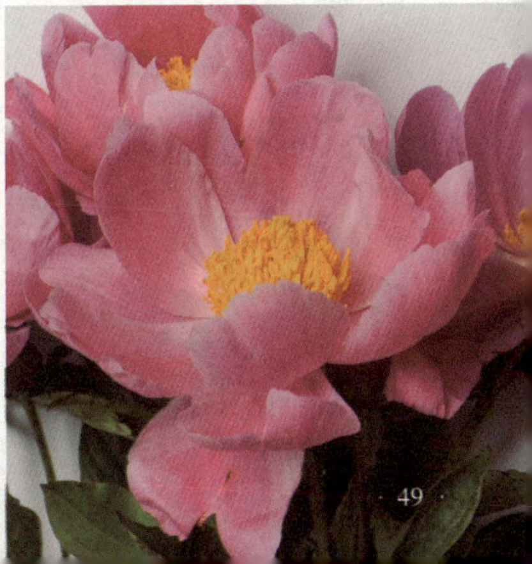

酒一斗，渍五宿，任饮。亦可酒煎服，或生捣汁温服。（卷十五·大蓟、小蓟条）

【方6】小蓟茎叶洗切，研汁一盏，入生地黄汁一盏，白术半两，煎减半，温服。（卷十五·大蓟、小蓟条）

【方7】陈年蒸饼，烧存性，米饮服二钱。（卷二十五·蒸饼条）

【方8】用湖鸡腿根即翻白草根一两捣碎，酒二盏，煎一盏服。（卷二十七·翻白草条）

【方9】崩中下血，不问

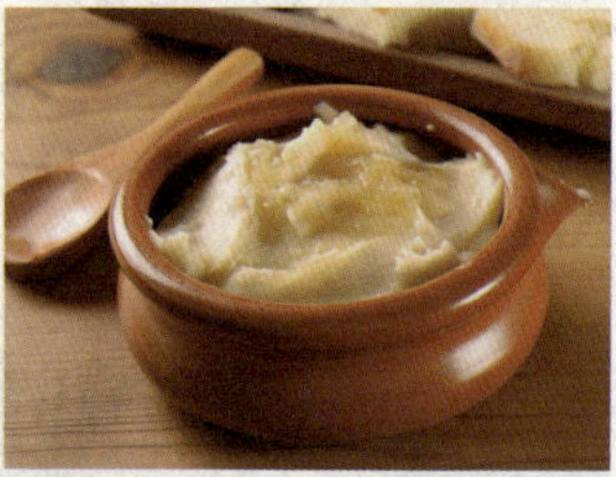

年月远近。用槐耳烧存性，为末。每服方寸匕，温酒下。（卷二十八·木耳条）

【方10】荷叶烧研半两，蒲黄、黄芩各一两，为末。每空心温酒服三钱。（卷三十三·莲藕条）

子宫、直肠脱垂

妇女产后其子宫体下坠，位置低于正常，至阴道口内或脱出阴道口外的病症，称为子宫、直肠脱垂。

妇人阴吹

【方】妇人阴吹，胃气下泄，阴吹而正喧，此谷气之实也，宜猪膏发煎导之。用猪膏半斤，乱发鸡子大三枚，和煎，发消药成矣。分再服。病从小便中出也。（卷五十二·乱发条）

产后阴脱

【方】绢盛蛇床子，蒸热熨之。（卷十四·蛇床条）

产后阴翻

【方】产后阴户燥热，遂成翻花。泽兰四两，煎汤熏洗二三次，再入枯矾煎洗之，即安。（卷十四·泽兰条）

产门不闭

【方】产后阴道不闭，或阴脱出。石灰一斗熬黄，以水二斗投之，澄清熏。（卷九·石灰条）

妇人百病

女性由于生理特征，机体常处于血不足而气有余的状态，因此容易导致妇科疾病。

女人诸病

【方】艾附丸，香附子一斤，熟艾四两，醋煮，当归酒浸二两，为末，如上丸服。（卷十四·莎草、香附子条）

女人腹痛

【方】野葡萄根七根，葛根三钱，水一盅，煎七分，入童子小便三分，空心温服。（卷三十三·蘡条）

妇人腹痛

【方】妇人腹痛，内伤痛刺。没药末一钱，酒服便止。（卷三十四·没药条）

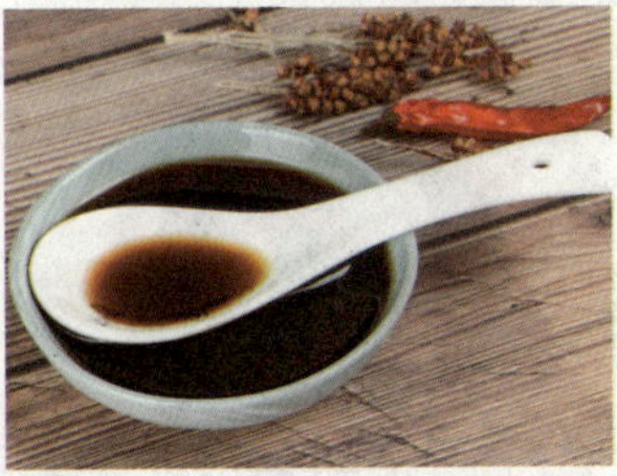

妇人心痛

【方】妇人心痛急者。好官粉为末，葱汁和丸小豆大。每服七丸，黄酒送下即止。粉能杀虫，葱能透气故也。（卷八·粉锡条）

妇人腰痛

【方1】向东蘘荷根一把，捣汁三升服之。（卷十五·蘘荷条）

【方2】鹿角屑炒黄，研酒服方寸匕，日五六服。（卷五十一·鹿条）

一切血气

【方】一切血气腹痛。天仙藤五两，炒焦为末。每服二钱，炒生姜汁，童子小便和，用温酒调服。（卷十八·天仙藤条）

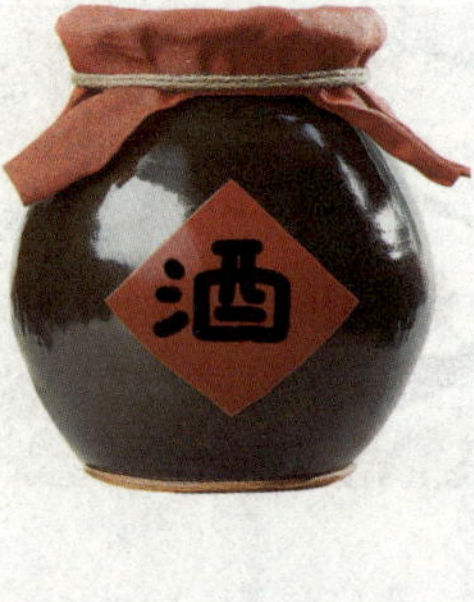

产后杂症

产后杂症是孕妇产后出现的一系列综合性疾病。通常产妇生产时用力过度、产程过长、产时出血，导致血虚津伤，真元失损。

产后诸病

【方】地黄酒，用地黄汁渍曲二升，净秫米二斗，令发，如常酿之。至熟，封七日，取清，常服令相接。忌生冷酢滑蒜鸡猪鱼一切毒物。未产先一月酿成。夏月不可造。（卷十六·地黄条）

第六章

儿科病妙方

小儿感冒

小儿免疫力、对外界环境适应力差，当受到病毒、细菌的侵袭时，会出现发热、烦躁等病症。

小儿天行

【方】小儿天行，壮热头痛。木香六分，白檀香三

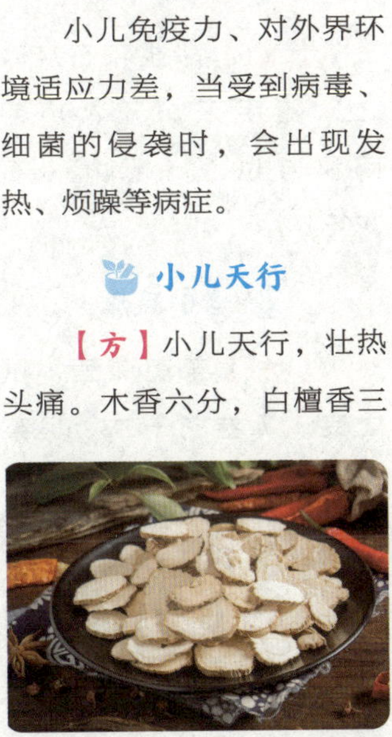

分，为末，清水和服。仍温水调涂囟顶上取瘥。（卷十四·木香条）

小儿头热

【方】小儿头热，鼻塞不通。湿地龙粪研饼，贴囟上，日数易之。（卷七·蚯蚓泥条）

小儿鼻塞

【方】小儿鼻塞头热。用薰草一两，羊髓三两，铫内慢火熬成膏，去滓，日摩背上三四次。（卷十四·薰

草、零陵香条）

小儿流涕

【方】小儿流涕，是风寒也。白芷末、葱白，捣丸小豆大，每茶下二十丸。仍以白芷末、姜汁调，涂太阳穴，乃食热葱粥取汗。（卷十四·白芷条）

小儿发热

【方】小儿发热，不拘风寒饮食时行痘疹，并宜用之。以葱涎入香油内，手指蘸油摩擦小儿五心、头面、项背诸处，最能解毒凉肌。（卷二十二·胡麻条）

风疹

由风疹病毒引起的一种症状较轻的急性传染病叫作风疹。

一切风疹

【方1】水煮芒硝汤拭之。（卷十一·朴消条）

【方2】蒴煮汤，和少酒涂之，无不瘥。（卷十六·蒴条）

卒发风疹

【方】醋浆和石灰涂之，随手灭。元希声侍郎秘方也。（卷九·石灰条）

老小风疹

【方】茱萸煎酒，拭之良。（卷三十二·吴茱萸条）

风疹作痒

【方】枳壳三两，麸炒为末。每服三钱，水一盏，

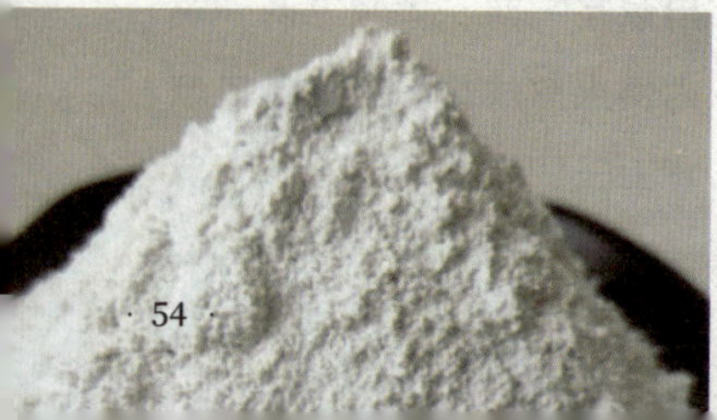

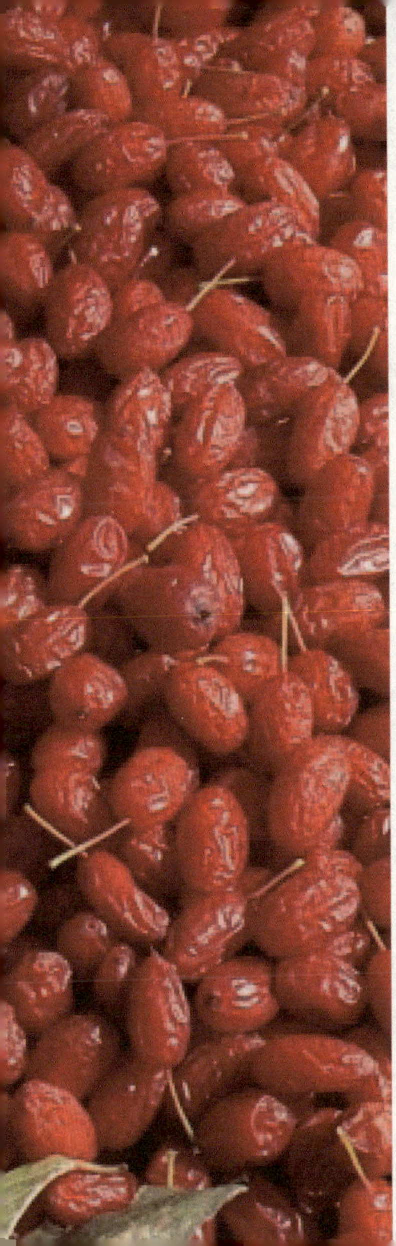

煎六分，去滓温服。仍以汁涂之。（卷三十六·枳条）

风疹瘙痒

【方】风疹瘙痒，甚不能忍者。赤土研末，空心温酒服一钱。（卷七·赤土条）

小儿咳嗽

小儿咳嗽是一种常见的儿科疾病，主要由小儿体质虚弱，对外界适应能力较差，以及季节交替等因素导致。

小儿咳嗽

【方1】小儿咳嗽，声不出者。紫菀末、杏仁末等分，入蜜同研，丸芡子大。每服一丸，五味子汤化下。（卷十六·紫菀条）

【方2】生姜四两，煎

汤浴之。（卷二十六·生姜条）

小儿晬嗽

【方】百日内咳嗽痰壅。贝母五钱，甘草半生半炙二钱，为末，砂糖丸芡子大，每米饮化下一丸。（卷十三·贝母条）

小儿寒嗽

【方】百部丸，用百部炒，麻黄去节，各七钱半，为末。杏仁去皮尖炒，仍以水略煮三五沸，研泥。入熟蜜和丸皂子大。每服二三丸，温水下。（卷十八·百部条）

小儿热嗽

【方】甘草二两，猪胆汁浸五宿，炙研末，蜜丸绿豆大，食后薄荷汤下十丸。名凉膈丸。（卷十二·甘草条）

小儿发热

小儿发热是儿科常见的疾病之一。其主要表现为小儿体温高于正常，同时伴有胸中烦热、手足心热等症状。

小儿诸热

【方】大黄煨熟、黄芩各一两，为末，炼蜜丸麻子大。每服五丸至十丸，蜜汤下。加黄连，名三黄丸。（卷十七·大黄条）

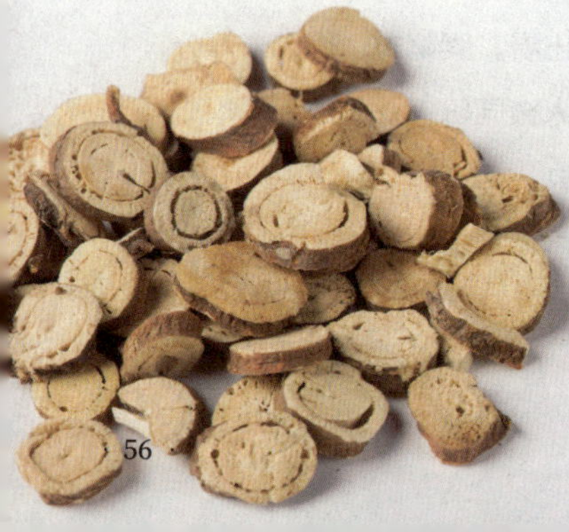

小儿多热

【方】熟汤研郁李仁如杏酪，一日服二合。（卷三十六·郁李条）

小儿身热

【方1】石膏一两，青黛一钱，为末，糕糊丸龙眼大。每服一丸，灯心汤化下。（卷九·石膏条）

【方2】苦参煎汤浴之良。（卷十三·苦参条）

小儿哮喘

小儿哮喘，也称吼病，是一种呼吸道变态性疾病。

小儿哮疾

【方】向南墙上年久螺蛳为末，日晡时以水调成，日落时，吞之即效。（卷四十六·蜗螺条）

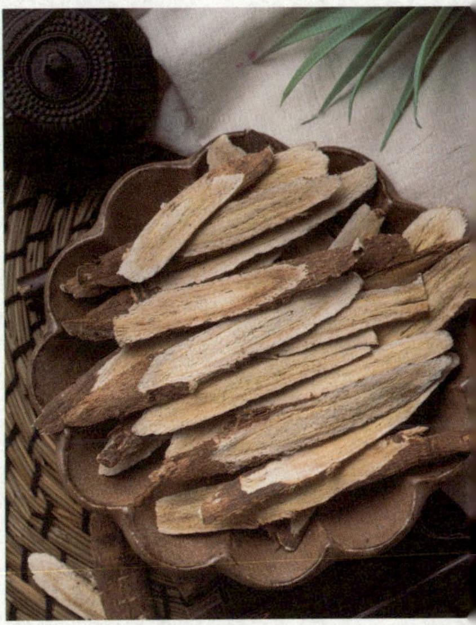

小儿喘咳

【方】小儿喘咳，发热自汗吐红，脉虚无力者。人参、天花粉等分，每服半钱，蜜水调下，以瘥为度。（卷十二·人参条）

小儿盐哮

【方】脂麻秸，瓦内烧存性，出火毒，研末。以淡

豆腐蘸食之。（卷二十二·胡麻条）

小儿痰喘

【方1】小儿痰喘咳嗽，膈热久不瘥。栝楼实一枚，去子为末，以寒食面和作饼子，炙黄再研末。每服一钱，温水化下，日三服，效乃止。（卷十八·栝楼条）

【方2】巴豆一粒杵烂，绵裹塞鼻，男左女右，痰即自下。（卷三十五·巴豆条）

小儿胎毒

婴儿出生后感染的某些病症，如各种疮毒等，通常被称作小儿胎毒。其主要发病原因是妇女在妊娠期间母体患有的热病，传染给胎儿，从而导致婴儿出生后患有疮疾。

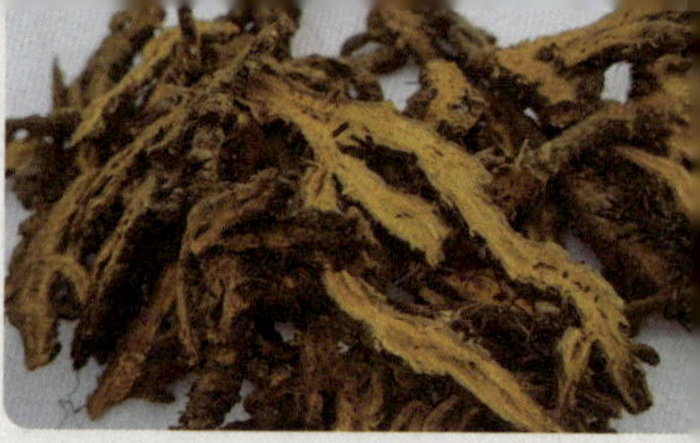

预解胎毒

【方1】预解胎毒，小儿初生，以黄连煎汤浴之，不生疮及丹毒。（卷十三·黄连条）

【方2】预解胎毒，未出声时，以黄连煎汁灌一匙，令终身不出斑；已出声者灌之，斑虽发亦轻。此祖方也。（卷十三·黄连条）

【方3】预解胎毒，初生小儿十三日，以本身剪下脐带烧灰，以乳汁调服，可免痘患。或入朱砂少许。（卷五十二·初生脐带条）

小儿丹毒

链球菌侵犯小儿皮肤和黏膜网状淋巴管而引起的急

性淋巴管感染性疾病称为小儿丹毒。

小儿丹毒

【方1】向阳燕窠土为末，鸡子白和傅。（卷七·胡燕窠土条）

【方2】多年灶下黄土末，和屋漏水傅之。新汲水亦可，鸡子白或油亦可，干即易。（卷七·伏龙肝条）

【方3】唾和胡粉，从外至内傅之，良。（卷八·粉锡条）

【方4】烧铁淬水，饮一合。（卷八·铁条）

【方5】煅铁屎研末，猪脂和傅之。（卷八·铁落条）

【方6】寒水石末一两，和水涂之。（卷九·石膏条）

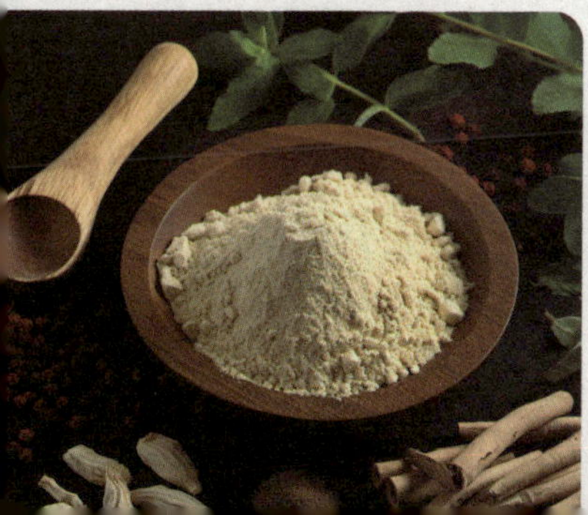

新生儿脐炎

小儿脐肿

【方1】小儿脐肿，出汁不止。白矾烧灰傅之。（卷十一·矾石条）

【方2】荆芥煎汤洗净，以煨葱刮薄去火毒，贴之即消。（卷十四·假苏条）

【方3】猪颊车髓十八铢，杏仁半两，研傅。（卷五十·豕条）

小儿眼疾

眼疾所导致的小儿眼部不适的反应，而非小儿眼疾的定义。

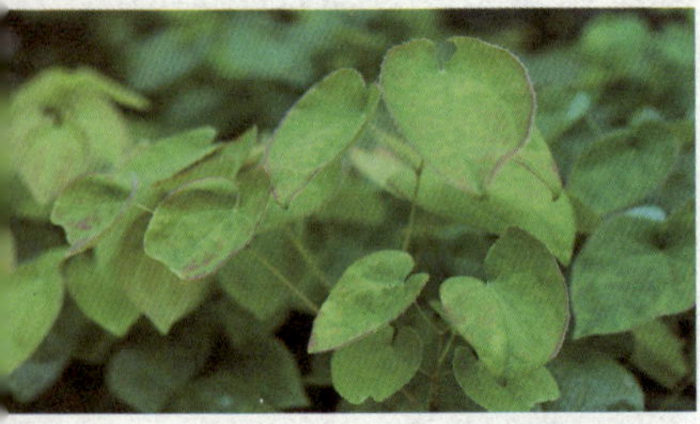

小儿雀目

【方1】仙灵脾根、晚蚕蛾各半两，炙甘草、射干各二钱半，为末。用羊子肝一枚，切开掺药二钱，扎定，以黑豆一合，米泔一盏，煮熟，分二次食，以汁送之。（卷十二·淫羊藿条）

【方2】牵牛子末，每以一钱用羊肝一片，同面作角子二个，炙熟食，米饮下。（卷十八·牵牛子条）

【方3】夜明砂一两，微炒细研，猪胆汁和，丸绿豆大。每米饮下五丸。一方：加黄芩等分为末。米泔煮猪肝，取汁调服半钱。（卷四十八·伏翼条）

小儿雀盲

【方】小儿雀盲，至晚忽不见物。用羯羊肝一具，不用水洗，竹刀剖开，入谷精草一撮，瓦罐煮熟，日食之，屡效。忌铁器。如不肯食，炙熟，捣作丸绿豆大，茶下。（卷十六·谷精草条）

小儿目翳

【方1】小儿目翳，或来或去，渐大侵睛。雪白盐少许，灯芯蘸点，日三五次。不痛不碍，屡用有效。（卷十一·食盐条）

【方2】嫩楸叶三两烂捣，纸包泥裹，烧干去泥，入水少许，绞汁，铜器慢熬如稀饧，瓷合收之。每旦点之。（卷三十五·楸条）

小儿麸翳

【方】小儿麸翳未坚，不可乱药。宜以珊瑚研如粉，日少少点之，三日愈。（卷八·珊瑚条）

小儿惊厥

小儿惊厥是一种小儿时期常见紧急病症，多发于六岁以下儿童。主要表现为意识丧失，并伴有双眼上翻、口吐白沫等症状。

初生儿惊

【方】月内惊风欲死。朱砂磨新汲水涂五心，最验。（卷九·丹砂条）

小儿诸惊

【方】小儿诸惊，仰向后者。灯火其囟门、两眉际之上下。眼翻不下者，其脐下。不省人事者，其手足心、心之上下。手拳不开目往上者，其顶心、两手心。撮口出白沫者，其口上下、手足心。（卷六·灯火条）

小儿卒惊

【方】小儿卒惊，似有痛处，不知疾状。用雄鸡冠血少许，滴口中，妙。（卷四十八·鸡条）

小儿暴惊

【方】小儿暴惊，啼哭绝死。蜀椒、左顾牡蛎各六铢，以酢浆水一升，煮五合，每灌一合。（卷三十

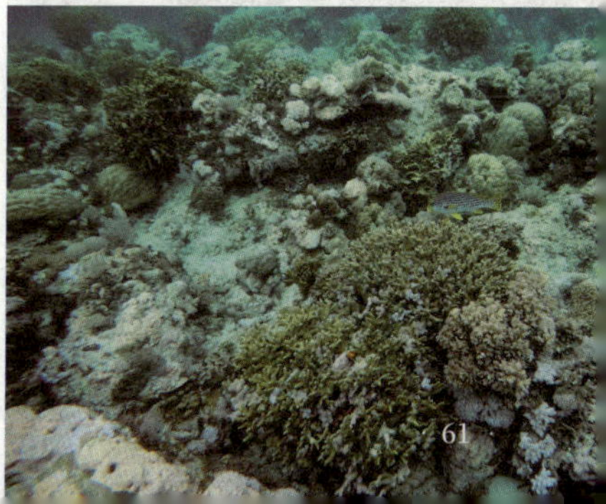

二·蜀椒条）

小儿胎惊

【方】琥珀、防风各一钱，朱砂半钱，为末。猪乳调一字，入口中，最妙。（卷三十七·琥珀条）

小儿癫痫

小儿癫痫是一种神志异常的疾病，在小儿时期比较常见。主要表现为意识丧失、全身痉挛、口吐白沫等。

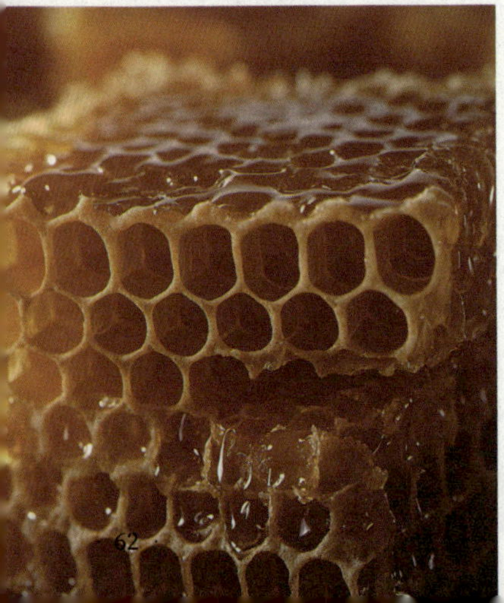

小儿卒痫

【方】大蜂房一枚，水三升，煮浓汁浴之，日三四次佳。（卷三十九·露蜂房条）

小儿诸痫

【方】雄黄、朱砂等分为末。每服一钱，猪心血入齑水调下。（卷九·雄黄条）

小儿痫疾

【方1】小儿痫疾，能压一切热。水银小豆许，安盏中，沉汤内煮一食顷，与服。勿仰儿头，恐入脑也。（卷九·水银条）

【方2】棘枝上雀瓮，研，其间虫出，取汁灌之。（卷三十九·雀瓮条）

【方3】白鱼酒，用衣中

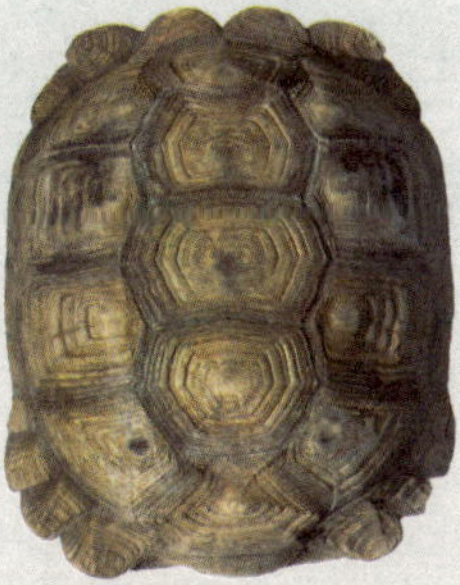

白鱼七枚，竹茹一握，酒一升，煎二合，温服之。（卷四十一·衣鱼条）

【方4】用鳖甲炙研，乳服一钱，日二。亦可蜜丸服。（卷四十五·鳖条）

小儿大小便异常

小儿的遗尿、尿闭、便秘、大小便不通等症状均称为小儿大小便异常。

小儿遗尿

【方1】小儿遗尿，膀胱冷也。夜属阴，故小便不禁。破故纸炒为末，每夜热汤服五分。（卷十四·补骨脂条）

【方2】赤小豆叶捣汁服之。（卷二十四·赤小豆条）

小儿不尿

【方1】安盐于脐中，以艾灸之。（卷十一·食盐条）

【方2】小儿不尿，乃胎热也。用大葱白切四片，用乳汁半盏，同煎片时，分作四服即通。不饮乳者，服之即饮乳。若脐四旁有青黑色及口撮者，不可救也。（卷二十六·葱条）

小儿秘涩

【方】枳壳（煨，去穰）、甘草各一钱，以水煎服。（卷三十六·枳条）

第七章

皮肤科病妙方

白癜风

白癜风也叫“白驳风”“白癜”“斑白”，属于色素障碍性皮肤病。

白癜风

【方】藜叶五斤，茄子根、茎三斤，苍耳根、茎五斤，并晒干烧灰，以水一斗煎汤淋汁熬成膏，别以好乳香半两，铅霜一分，腻粉一分，炼成牛脂二两，和匀，每日涂三次。（卷二十七·藜条）

身面白驳

【方】鲇鱼（半斤）一头，去肠，以粳饭、盐、椒如常作，以荷叶作三包系之。更以荷叶重包，令臭烂。先以布拭赤，乃炙酢包，乘热熨，令汗出，以绵

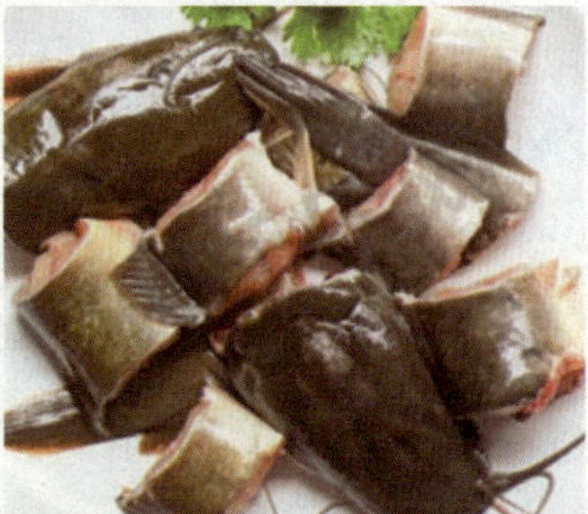

衣包之，勿令见风，以瘥为度。（卷四十四・鲇鱼条）

身面白癜

【方】以酒服生胡麻油一合，日三服，至五斗瘥。忌生冷、猪、鸡、鱼、蒜等百日。（卷二十二・胡麻条）

白癜风疮

【方】楸白皮五斤，水五斗，煎五升，去滓，煎如稠膏。日三磨之。（卷三十五・楸条）

白癜风斑

【方】杏仁连皮尖，每早嚼二七粒，揩令赤色。夜卧再用。（卷二十九・杏条）

皮肤瘙痒症

皮肤瘙痒症，指的是皮肤没有原发性皮损，只有瘙痒及因瘙痒引起的继发性损害的一种皮肤病。多发于中老年群体。

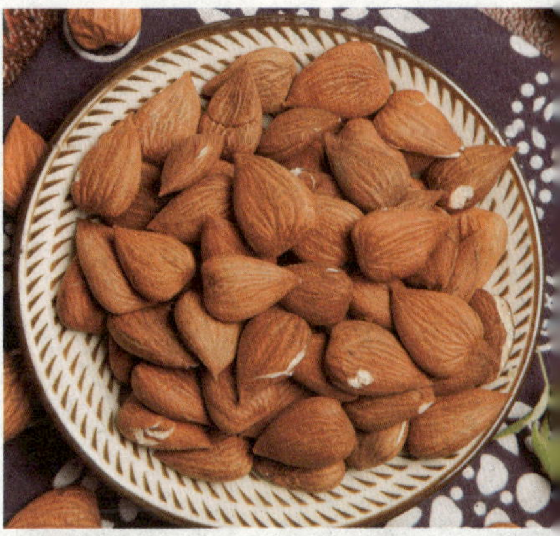

遍身风痒

【方】遍身风痒，生疮疥。用茵陈煮浓汁洗之，立瘥。（卷十五・茵陈蒿条）

通身风痒

【方】凌霄花为末，酒服一钱。（卷十八・紫葳条）

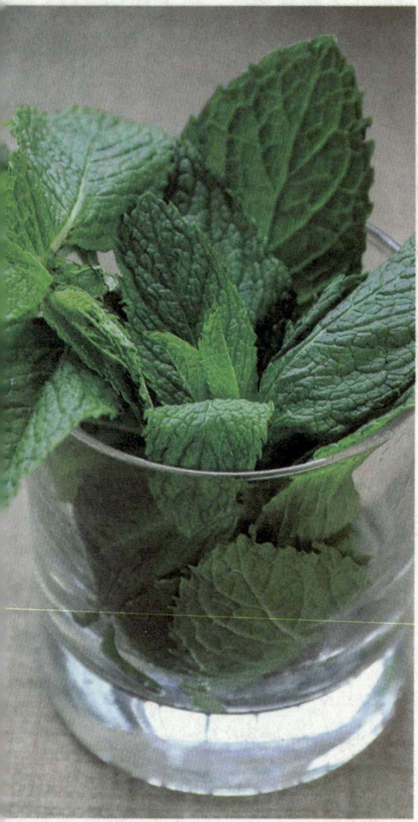

身上虚痒

【方】浮萍末一钱，以黄芩一钱同四物汤煎汤调下。（卷十九·水萍条）

身如虫行

【方】大豆水渍绞浆，旦旦洗之。或加少面，沐发亦良。（卷二十四·大豆条）

风气瘙痒

【方1】用大薄荷、蝉蜕等分，为末，每温酒调服一钱。（卷十四·薄荷条）

【方2】风气瘙痒及隐疹。蜂房炙、蝉蜕等分，为末。酒服一钱，日三服。（卷三十九·露蜂房条）

【方3】用露蜂房煎汁二升，入芒硝傅之，日五次。（卷三十九·露蜂房条）

风痒如虫

【方】成炼雄黄、松脂等分，研末，蜜丸梧子大。每饮下十丸，日三服，百日

愈。忌酒肉盐豉。（卷九·雄黄条）

雀斑

鼻面部长出褐色斑点的皮肤病叫作雀斑。雀斑是一种染色体性遗传性疾病，多发生于暴露的部位。

面上雀斑

【方1】三柰子、鹰粪、密陀僧、蓖麻子等分，研匀，以乳汁调之，夜涂旦洗去。（卷十四·山柰条）

【方2】蓖麻子仁、密陀僧、硫黄各一钱，为末，用羊髓和匀，夜夜傅之。（卷十七·蓖麻条）

【方3】黑牵牛末，鸡子清调，夜傅日洗。（卷十八·牵牛子条）

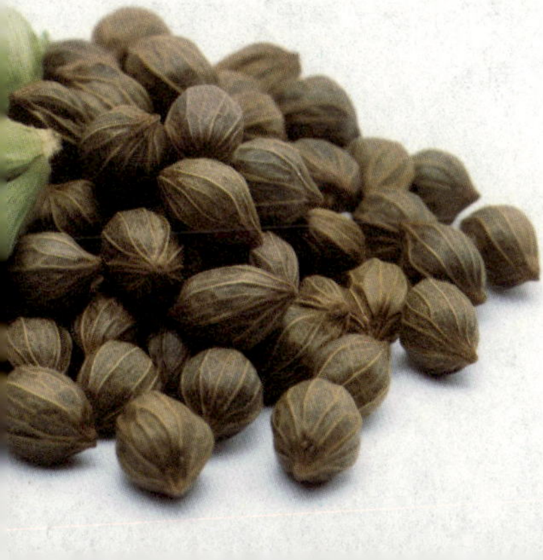

雀卵面斑

【方】鸬鹚骨烧研，入白芷末，猪脂和，夜涂旦洗。（卷四十七·鸬鹚条）

雀斑面疱

【方】七月七日取露蜂子，于漆碗中水酒浸过，滤汁，调胡粉傅之。（卷三十九·大蜂黄条）

雀卵面疱

【方1】桃花、冬瓜仁研末等分，蜜调傅之。（卷二十九·桃条）

【方2】鸡卵醋浸令坏，

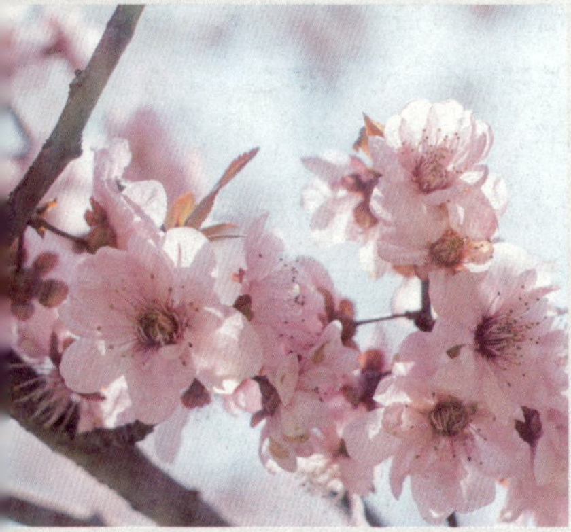

取出傅之。（卷四十八·鸡条）

黄褐斑

发生于面部的常见色素沉着性皮肤病称作黄褐斑，也叫肝斑。

面上黑斑

【方1】苍耳叶焙为末，食后米饮调服一钱，一月愈。（卷十五·苍耳条）

【方2】桑耳焙研，每食后热汤服一钱，一月愈。（卷二十八·木耳条）

面上黑子

【方1】胡荽煎汤，日日洗之。（卷二十六·胡荽条）

【方2】每夜以暖浆水洗面，以布揩赤，用白檀香磨汁涂之。（卷五·浆水条）

湿疹

湿疹是一种常见的过敏性皮肤病，发病人群主要为婴幼儿。其主要特征是皮疹多形、易于渗出、有复发倾向等。

一切湿疮

【方】蟾蜍烧灰，猪脂和傅。（卷四十二·蟾蜍条）

热毒湿疮

【方】宗曰，有人遍身生疮，痛而不痒，手足尤甚，粘着衣被，晓夕不得睡。有人教以菖蒲三斗，日干为末，布席上卧之，仍以衣被覆之。即不粘衣，又复得睡，不五七日，其疮如失。后以治人，应手神验。（卷十九·菖蒲条）

腋臭

在中医学中，腋臭也称作狐臭、胡臭、体气等，指的是腋下汗液存在特殊臭味。

诸腋狐臭

【方】伏龙肝末，频傅之。（卷七·伏龙肝条）

腋下狐气

【方】绿矾半生半煅为末，入少轻粉。以半钱，浴后姜汁调搽，候十分热痛乃止。（卷十一·绿矾条）

腋气胡臭

【方1】用田螺一个，水养，俟厣开，挑巴豆仁一个在内，取置杯内，夏一夜，冬七夜，自然成水。常取搽之，久久绝根。（卷四十六·田螺条）

【方2】大田螺一个，入麝香三分在内，埋露地七七日，取出。看患洗拭，以墨涂上，再洗，看有墨处是患

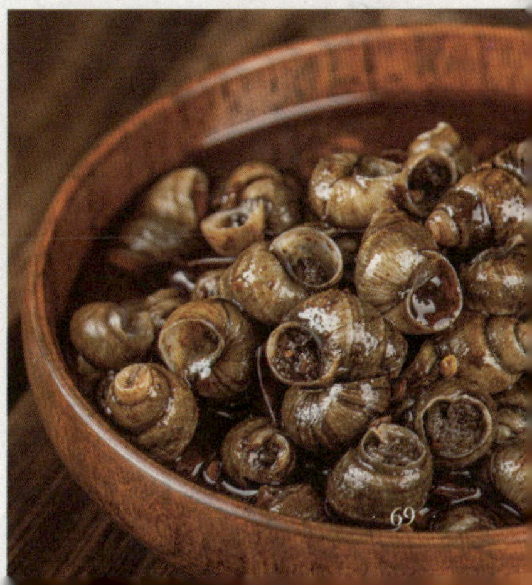

窍，以螺汁点之，三五次即瘥。（卷四十六·田螺条）

甲沟炎

甲沟炎也叫“嵌甲”。其主要病因包括剪指甲伤到手指甲或足趾甲、穿鞋过窄等。其疼痛难以忍受，严重时可能出现溃烂。

手足甲疽

【方】熏黄、蛇皮等分，为末。以泔洗净，割去甲，入肉处傅之，一顷痛定，神效。（卷九·雄黄条）

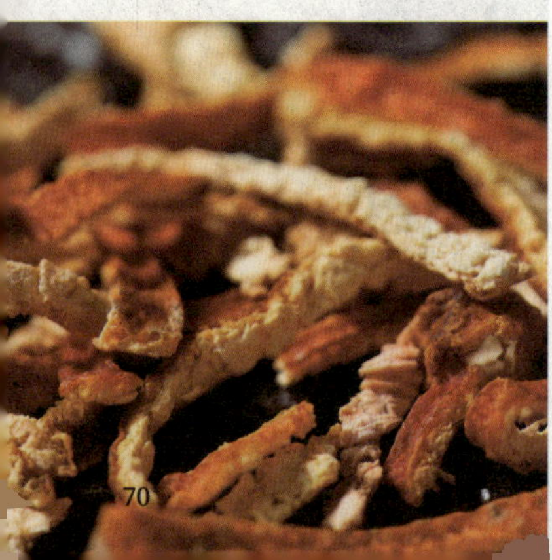

足疮嵌甲

【方】以橘皮汤浸洗，轻剪去甲。以虎骨末敷之，痛即止。（卷五十一·虎条）

烧伤

由一切气体、液体、固体的高热或化学物质等作用于身体表面所致的灼伤统称为烧伤。

汤火伤灼

【方1】醋调黄土，涂之。（卷七·黄土条）

【方2】用青瓷碗片为末，水飞过，和桐油傅数次瘥。（卷七·白瓷器条）

【方3】用景德镇瓷器打碎，埋灶内，炭火铺上，一夜取出，去火毒，为末，入

黄丹少许傅之，立愈。（卷七·白瓷器条）

【方4】饼炉中灰，麻油调傅。不得着水，仍避风。（卷七·冬灰条）

【方5】年久石灰傅之。或加油调。（卷九·石灰条）

【方6】寒水石烧研傅之。（卷十一·凝水石条）

【方7】皂矾和凉水浇之。其疼即止，肿亦消。（卷十一·绿矾条）

【方8】白及末油调傅之。（卷十二·白及条）

【方9】苦参末，油调傅之。（卷十三·苦参条）

【方10】刘寄奴捣末，先以糯米浆鸡翎扫上，后乃掺末。并不痛，亦无痕，大验之方。凡汤火伤，先以盐末掺之，护肉不坏，后乃掺

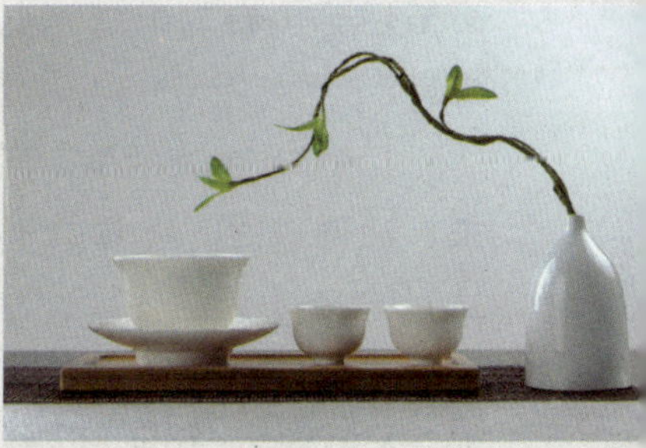

药为妙。（卷十五·刘寄奴草条）

【方11】大黄生研，蜜调涂之。不惟止痛，又且灭瘢。此乃金山寺神人所传方。（卷十七·大黄条）

【方12】石苔即乌韭焙研，傅之。（卷二十一·乌韭条）

【方13】胡麻生研如泥，涂之。（卷二十二·胡麻条）

【方14】汤火伤灼，未成疮者。用小麦炒黑，研入腻粉，油调涂之。勿犯冷水，

必至烂。（卷二十二·小麦条）

【方15】大麦炒黑，研末，油调搽之。（卷二十二·大麦条）

【方16】用荞麦炒黄研末，水和傅之，如神。（卷二十二·荞麦条）

【方17】馒头饼烧存性，研末，油调涂傅之。（卷二十五·蒸饼条）

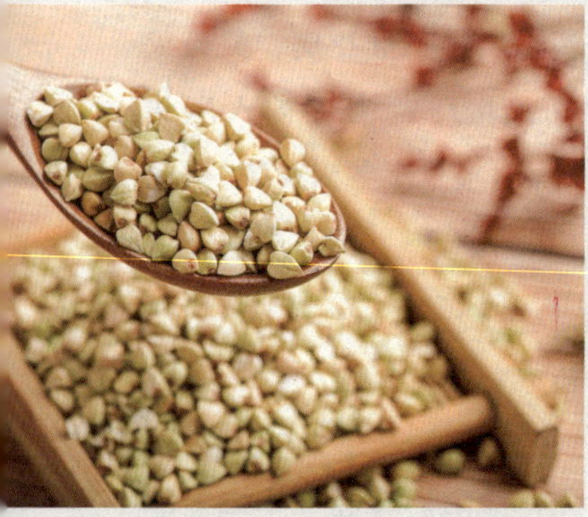

【方18】即以酸醋淋洗，并以醋泥涂之甚妙，亦无瘢痕也。（卷二十五·醋条）

【方19】菜子油调蚯蚓屎，搽之。（卷二十六·芸薹条）

【方20】生萝卜捣涂之。子亦可。（卷二十六·莱菔条）

【方21】旧壶卢瓢烧灰傅之。（卷二十八·败瓢条）

【方22】五月五日，掐黄瓜入瓶内封，挂檐下，取水刷之，良。（卷二十八·胡瓜条）

【方23】丝瓜叶焙研，入辰粉一钱，蜜调搽之。生者捣傅。一日即好也。（卷二十八·丝瓜条）

【方24】虎骨炙焦研傅，神效。（卷五十一·虎条）

【方25】死鼠头，以腊月猪脂煎令消尽，傅之则不作瘢，神效。（卷五十一·鼠条）

头面疮

头面疮是一种易发生于头皮、脸、腮、颊、眉、耳等处的疾病，小儿为易感人群。其表现为头部潮红、瘙痒、起疹等。

一切头疮

【方】鸡肠草烧灰，和盐傅之。（卷二十七·鸡肠草条）

头面诸疮

【方】脂麻生嚼傅之。（卷二十二·胡麻条）

小儿头疮

【方1】葱汁调腻粉涂之。（卷九·水银粉条）

【方2】鸡子黄炒出油，入麻油及腻粉末，傅之。（卷九·水银粉条）

【方3】绛矾一两，淡豉一两，炒黑，腻粉二钱，研匀。以桑灰汤洗净，掺之良。（卷十一·绿矾条）

【方4】蓼子为末，蜜和鸡子白同涂之，虫出不作痕。（卷十六·蓼条）

【方5】菟丝子苗，煮汤频洗之。（卷十八·菟丝子条）

【方6】镜面草日干为末，和轻粉、麻油傅之，立

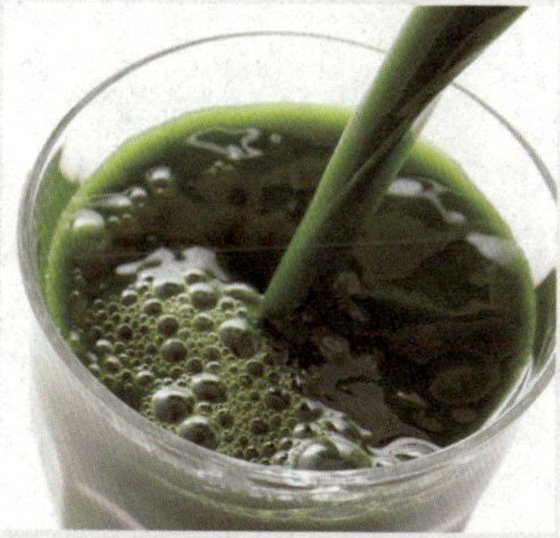

效。（卷二十·螺厣草条）

【方7】麻子五升研细，水绞汁，和蜜傅之。（卷二十二·大麻子条）

【方8】糯米饭烧灰，入轻粉，清油调傅。（卷二十二·稻条）

【方9】黑豆炒存性研，水调傅之。（卷二十四·大豆条）

【方10】以黄泥裹豆豉煨熟取研，以莼菜油调傅之。（卷二十五·大豆豉条）

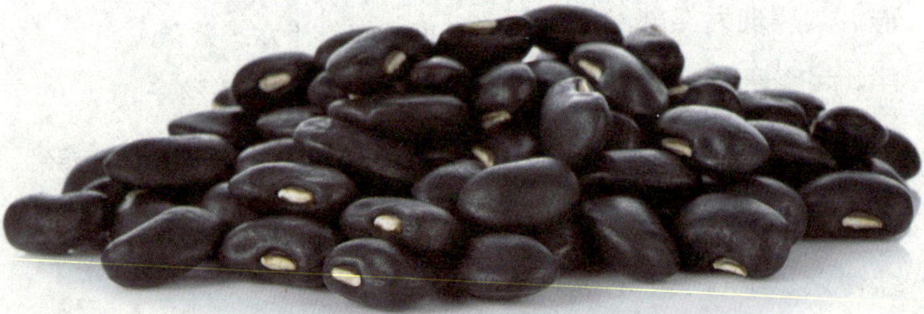